精神科草臨床に思う

秋宵十話

菊池 慎一

星和書店

はじめに

この本は、精神科病院や診療所で一勤務医として臨床を続ける私の日常生活のなかで、ふと感じたことや印象に残ったことなどを書いた拙文のよせ集めです。

昨今の精神科業界の風潮にそぐわない面もあるかもしれませんが、エッセイ風のものばかりで、こむずかしい話はありません。

どうぞお気軽に、どの章からでもお読みいただければ幸いです。

菊池　慎一

目次

（挿絵：菊池慎一）

ちまたの蔵書癖

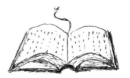

I．ハマッテいる

私の知人には読書家が多い。

精神病理学や精神分析、心理学関係はもとより、思想、哲学、社会学、サブカルチャーからサイエンス、政治経済、歴史、小説、漫画にいたるまで、広範囲に本を読みこなしている者もいる。博識なうえに饒舌なので、私は脱帽しながら彼らの話を聞く。テレビの平たい画面に映しだされるコメンテーターより、ずっと気の利いたコメントをする。ひとつの質問から話題は深く掘り下げられたり、途方もなく広がったりする。会話に参加していると、私の思考まで自由にはばたいていくような気がして心地よい。そんな知人のひとりにQ氏がいる。

Q氏は、私よりひと回り若いのだが、すでに論客としての風格は十分である。「最近は芥川（龍之介）にちょっとハマッテまして」というが、どこまで「ハマッテいる」のかは見当がつかない。ただ、彼が「ハマッテいる」というからには、そこそこ入手しうる芥川関連の本はとっくの昔に網羅されているとみて間違いない。彼は、気になった作家がいればその作品群を時系列的に読みなおし、もちろん解説本や伝記本の類いにも目を通し、時代背景や家族内葛藤もふまえながら作家自身の人生を俯瞰し、あわよくばその生きざまにまで迫ろうとする。それは、記述していけば立派な病跡学の論文になりそうな内容なのだが、本人にはそんな野心などないようなので、私が気をもんでも仕方がない。それどころか彼は、この程度の知識で芥川をわかったふうな物言いをするなど、幾多のプロの芥川研究家に対して失礼だとさえ思っている。

Ⅱ．手塚シリーズのワン・ピース

Q氏に出会うのは週一日ほどなのだが、私は、彼宛に本の小包が郵送されてくるのにしばしば遭遇している。この前などは、手塚治虫の『火の鳥《オリジナル版》復刻大全集』（復刊ドットコム）全十二巻の第一巻が送られてきていた。彼は、これまで世に出た手塚治虫に関する本なら、そのほとんどを所有しているのだが、新たに出版されたものがあったので、インターネットで即座に購入したのである。Q氏は、「そりゃあ買いでしょう」といいながら微かに自嘲的な笑みをみせ、「手塚シリーズのワン・ピースということです」とつけ加えた。

彼がそういうのには、少なくとも二つの理由がある。一つは、手塚治虫は作品が単行本化されるたびに描きなおしをすることで知られており、「手塚ファンとしては、初出がどのようなものだったのかを知りたいんですよね」という中味の差異を楽しむ能動的な理由である。そしてもう一つは、最終完成形はどうあれ、ほんのちょっと前まではコンプリート（完全）だった「手塚シリーズ」というジグソーパズルの絵が肥大し、新たな欠落がワン・ピースぶん生じてしまったので、そこを補填しておかねばならないとする自己義務化したような、受身ともとれる理由である。

自分のコレクションの欠落とその補填。だが、そもそも新刊本に関して（既刊本、古書についてもそうだが）、常日頃からアンテナを張りめぐらせている（インターネットで検索すれば、時々刻々情報は入ってくる）のは、当のQ氏自身なのである。復刻版の情報さえなければ、「手塚シリーズ」はコンプリートなままであったろうに。あえてその情報をいち早く知ることで欠落を察知し、そこを補填することで、彼はしばらくの安寧を得るのだ。

Ⅲ．まともに読んだら三〇〇年はかかる

〇〇シリーズとして所蔵している書物は、芥川や手塚作品に限らない。作家シリーズは数えあげれば切りがないし、それ以外にもさまざまなテーマ別のシリーズが山ほど存在する。ひとりの作家の足跡をたどるうちに、その関連から興味あることがらが次々と現れ、そこからまた新たな〇〇シリーズが派生してくる。関連が関連を呼び、ほしくなる本、補填すべき本はどんどん増える。自家増殖の連鎖が、もうどうにもとまらない。

幸いというべきかなんというべきか、Q氏は経済的には恵まれた独身貴族である。読書やDVD、音楽鑑賞、落語を聴くといったおとなしい趣味以外にはこれといって

散財すべきものはなく、煙草はやらず酒もたしなむ程度なので、本の購入に対して自らになんら制限を加えたことはない。

　現在Q氏が住むマンションは住み始めて十年になるが、契約した当初、不動産屋から「どれだけ本を置いても、重量的には大丈夫」というお墨つきをもらった物件である。３ＬＤＫのゆったりした間取りにしたのも、十分な蔵書スペースを考えてのことなのだが、今では寝室とキッチンを除けば、足の踏み場もないほど本だらけの空間になっているという。

　数年前に、それら手もとにある本の蔵書リストを作って、パソコンにデータ入力したところ、四八二〇冊におよんでいた。だが雑誌類はカウントされておらず、また実家にある本なども把握できていない。その後も本は飛躍的に増え続けているので、実際どれくらいの冊数になるのかはQ氏自身にも正確にはわからない。

　よくそれだけの本を読みこなしたね、というと、「いやあ、読んでない本の方がかなり多いです。ざっと計算しても、まともに読んだら三〇〇〇年はかかると思いますね」という驚くべき返事がかえってきた。

Ⅳ．積ん読本

Q氏が本の収集を意識し始めたのは、中学三年生のころである。そのきっかけはやはり手塚治虫の漫画だった。『空気の底』というタイトルの短編集を読み、漫画作品単体ではなく、作家というものに興味をひかれるようになった。その後彼は作品名ではなく、作家名で漫画を買うようになった。翌々年、手塚他界の訃報に衝撃をうけ、また没後大量に手塚漫画やその関連本が刊行されるようになったこともあって、彼はそれらを小遣いの範囲内で、少しずつだが買いそろえるようになった。

高校生の間は、受験勉強のかたわら幾人かの漫画家の作品を読み集める程度だったのだが、大学に入ると、「かなり遅い自我同一性の危機」あるいは「象徴界への参入というか、言葉へのめざめ」から、哲学や思想をむさぼり読むようになった。その後、興味の対象は文学、歴史、社会学などにも広がり、さらに精神科医になってからは精神病理学、精神分析学、心理学、比較文化人類学、病跡学といった業界関連の本が書棚にあふれるようになった。

だが、いつからだろう、購入しても読まずにおいておく本、俗にいう積ん読（つんどく）本の割合が増えるようになった。「もちろん買う時は、どれも読むつもりで買うんですけどね」とQ氏はいう。「今でなくとも機会をみて読もう」とか、「関係資料として後に目を通すかもしれない」などと思い、気になった本はとりあえず購入しておく癖がついてしまった。

そのうち、積ん読本になるだろう運命?を感じながらも、気になった本は獲得して所有しておかずにはいられないという強迫めいた感覚を自覚するようになった。とくに、それが部数限定本だとか、すでに絶版になっている本であろうものなら、「ここで獲得しておかねば、二度と出会えないかもしれない」といった、ちょっとした危機感にも似た所有欲がわきあがり、彼を購買へと駆りたてるのだった。

いや、Q氏にとって獲得し所有すること自体は少しも不快ではない。快感で胸おどることすらある。ただ、その快感はもはや昔のように長くは続かない。入手してしばらくすると、また別の新たな欠落がすぐに浮かび、それを補填して可能な限りコンプリートな状態に近づけたくなるのだ。

収集をめぐる欠落と補填のあくなき円環運動。なぜQ氏は終わりなきコンプリートを求め続けるのか。この素朴な疑問を考えるにあたり、ジャン・ボードリヤール[1]の以下の記述は、いささか深刻だが参考になる。

「コレクションは完成ということのために、なされるのか、そこでは欠如が何かある本質的で積極的な役を果たさないだろうかと問うてみなければならない。なぜなら欠如あってこそ主体はオブジェクティーフに（客観的に／物に即いて）自己を再把握するからなのである。最後の品目の獲得は実際上主体の死を意味するはずだが、この一項が欠如していると主体は自らの死を、一個の物の裡に形象化することによって死のまねごととしてやり過ごし、つまりは悪魔祓いすることができる。この欠如は苦痛として体験されようが、この裂け目あるがゆえに、現実の決定的消滅ということに他な

らないコレクション完成の事態を回避することができる。」（傍点は本文のまま）

V．死蔵度

死を用いた表現でいえば、収集する主体ではなく収集される側にも死蔵という言葉がある。一般に、死蔵とは使わないまま無駄にしまわれていることをいうが、Q氏の自宅には、死蔵本がすっかり増えてしまった。

皮肉屋で冷静な観察者でもある彼は、自らの本棚が書物で埋め尽くされ、奥まった本が死蔵となっていく過程をみて、本棚への収納状態による死蔵の程度、すなわち「死蔵度」をひそかに分類していた。「死蔵度」はQ氏オリジナルの言葉であり、ごく身内にだけ使用しているものだが、今回本稿で披露することについて彼からの快諾を得た。それによれば、「死蔵度」とは以下の四段階に区分されるという。

「死蔵度1」：本棚にひと通り並んだ本の前のスペースに、二列目の本を並べる段階。

→奥にある本は、背表紙の題名が見えなくなり、前方からとれなくなるので死蔵と化す。

「死蔵度２」：１に加え、並べた本の上の空間（上段との隙間）にも本を積み重ねる段階。

→奥にある本は、前方からも上方からもさえぎられ、ほぼ視覚的な存在確認ができなくなる。本来は本を収納した後のただ余った空間であるところにも「収納スペース」を見てしまう段階。

「死蔵度３」：２に加え、本棚の前の床にまで本を積み上げていく「床積み」の段階。

→奥にある本はいうまでもなく、それをおおった前方、上方の本も死蔵となる。本棚は下の方から徐々に暗黒空間化していくと同時に、下の方の本は、山の頂きを支えるふもとを形成するため、いよいよ動かせなくなる。

「死蔵度４」：床一面に本を敷きつめるようになる段階。

↓もはや本を積み上げても崩れてしまい、危険極まりない状態なので、床の面に横並びにする。あるいは、もっと無造作に床のあちこちに捨て置かれる。本は床同様「足の踏み場」となり、「子どもの遊び場」にさえなってしまう。

「死蔵度」は、自宅の本棚を中心とする収納状態からみた分類だが、さらに日常の生活空間とは別に本専用の保管場所（別荘や別宅、実家、倉庫、コンテナなど）をもつ場合には、それだけで「死蔵度」が1ランク上がるとQ氏はいう。なんとなれば、そこにわざわざ出向かない限り、日常生活でそれらの本が目に触れられることは皆無だからである。

「死蔵度4」については、例えば草森紳一[2]は、本の山のような自宅内で「床に転がっている本なども、ポンポン足で蹴っ飛ばすようになった。はじめのうちは、（ウッカリと）蹴ってしまったり、（エイッと声を出して）股いだり、（スマンと小声で）踏んづけたりしていたのだが、そのうちそんな殊勝なことは言ってられなくなり、邪魔だ、そこをどけーと本気で蹴りあげたりするようになった」が、ある時積み上げていた本が崩れ、浴室に閉じ込められたという危ない体験を記している。また、鹿島茂[3]の「次男は数百万円もする一五〇年前のジャイアント・フォリオ判の古書の上でメンコをしていた」というエピソードも、「子どもの遊び場」になっている具体例としてあげられよう。

さすがにQ氏自身の現在の「死蔵度」は草森や鹿島のレベルではなく、「床積み」のランク3に突入してきている段階だが、膨大な蔵書のある実家のことも考慮すれば、3＋1のランク4に相当するといえる。

まあそうした分類はいいとしても、現実問題として、Q氏は冗談抜きで収納場所に困り始めている。さらに広い一軒家にでも移り住もうかと真剣に考えたりもする。だが、勤務先への通勤の利便性や、本の重量に対する物件の耐久性、引越しの面倒臭さなどを考えると、今のマンションを動かないのが無難なのである。

そこでさんざん考えた結果、Q氏は高性能のスキャナーを駆使して一部の定期購読専門誌はパソコンに取り込み、メモリーにうつしてから廃棄するという、まさに身

（＝コレクション）を削るような地道な作業を実行しはじめたのだ。それは自家製電子書籍とでもいえるものであり、このコンピューター時代に対応した新世代の書物の収納方法といえる。（実際、図書館にある書物をすべてデジタル化するというアイデアは、すでに世界各地で進行中である。[4]）だが、それは収納場所に困った彼の苦肉の策であり、新たに購入した本がその空いたスペースに納まっていくに過ぎないのである。そうまでしてQ氏は本を収集し続けたいのだ。これはもう本の収集癖以外のなにものでもない、彼はそう自認せざるをえないのである。

Ⅵ．収集癖

収集癖といえば、かつて私はそれについて拙稿[5]で少しまとめてみたことがある。過去のいくつかの文献を展望したところ、収集癖とは、病的でないとされるコレクティング・マニア（collecting mania：狭義の収集癖）と、病的とされるコレクショニズム（collectionism：病的収集癖または収集症）に大別され、後者は、何らかの原疾患

（知的障害や進行麻痺、認知症性疾患、躁病、うつ病、統合失調症など）に伴うもの（コレクショニズムⅠ型）と、特殊な異常行動（フェティシズム、窃盗癖、乱買癖、浪費癖、アニマル・ホーディングなど）に伴うもの（同Ⅱ型）に分類された。それらを比較検討するにあたり、私はコレクティング・マニアの具体例（切手収集）を素描し、そこから得られた行動心理的特徴をもとに収集癖モデルを抽出したわけである。

収集癖モデルとは、まず収集したいとする対象への《選択的所有欲／対象属性の変化》があり、そこから《欲動の増幅》↓《獲得》↓《鑑賞》↓《貯蔵管理》という一連の過程をへて、しばらくするとまた《欲動の増幅》↓…という収集サイクルを長期的に反復するのだが、いつしかそこに強迫的傾向（収集行為に対する強迫観念や廃棄処分への抵抗など）が観察されるようになる、というものである。この強迫的傾向については、正常範囲内の強迫的行動から強迫的パーソナリティ構造、さらには強迫神経症（強迫性障害）といった強迫性を軸としたスペクトラムとして、広くとらえるべきであることを示唆しておいた。

Q氏が自覚するような収集癖は、上記分類ではもちろんコレクティング・マニアに分類される。本の購買量からすれば、ほんの少しコレクショニズムⅡ型の乱買癖や浪費癖が頭をかすめるが、本関連を除けばQ氏は節操もなく物を買い漁るようなことはなく、経済観念もしっかりしており、むしろ簡素な日常を送る社会人なのである。

強迫スペクトラムで考えてみても、まずQ氏の強迫性は書物関連のことがらに限定されており、趣味と実益を兼ねたものである。本の収集は今も旺盛な知識欲の延長線上にある自我親和的なものであって、仕事や社会生活場面にもなんら支障はないため、強迫性障害とはとうてい診断されがたい。またパーソナリティという点でも、Q氏のその人となりはいわゆる神経質（Neurotisch）という印象ではない。彼は自分のことを統合失調気質だというが、確かにやや内向的、自閉的で論理を好み、我が道をゆく求道者然としたイメージは、時に高名な学者にみられる同気質に似ている。結局のところQ氏の強迫傾向は、スペクトラムの上では正常範囲と位置づけられることになる。

Ⅶ．蔵書癖、収書狂、愛書狂、書痴・・・

さて、本の収集癖は一般に蔵書癖（bibliomania）と呼ばれる。収書狂、愛書狂、書痴などといわれることもあるが、「狂」や「痴」という表現はどうもQ氏にはそぐわない。

蔵書癖の場合、集めるものは本なのだが、読書以外のどのような点にこだわって収集するのか（収集癖モデルでいえば、どんな対象属性の変化をきたしているのか）については、エラリー・クイーン[6]の随筆集にある「ある収書狂の進化の四段階」がなかなか興味深い。

その四段階をここで簡潔に述べれば、①書物愛好家（Book Lover）：版や状態には頓着せず量を集めるが、基本的には読書目的の段階、②鑑識家（Connoisseur）：初版本にこだわって集める段階、③書物狂（Fanatic）：もっとも状態の良い極美の初版本を求める段階、④書物崇拝狂（Bibliophile）：もちろん初版本で、さらに著者による書き込みのある稀覯《きこう》本を探しだす段階、ということになる。

ギュスターヴ・フローベール[7]の「愛書狂」に登場する古本屋ジャコモは、ほとんど文盲に近い男なのだが、書物に埋もれながら、「頁をくったり、紙面を撫でたり、金箔や、表紙や、活字や、インキや、綴じ目や、finis（大尾）という文字の意匠の具合などを調べたり」、「場所を変えて、高い棚に置いてみたりして、何時間も表題や外形に見惚れる」といった本の愛で方（読書以外の《鑑賞》のし方）をする人物として描かれている。物語は、国内に一冊しかない（最初に印刷された）という珍本の入手をめぐって数奇な事件へと展開していくのだが、その本は、著者による書き込みはないものの、かなりの稀覯本という意味で上記の④に該当すると思われる。

なるほどレアものへのこだわりにも段階があるようだ。その点Q氏の集める本は、初出への興味はあっても初版本へのこだわりはないため、ほぼ①の段階に留まっていると思われる。クイーン流にいえば「書物狂幼年期のようなもの」ということになる。

一方、シュテファン・ツヴァイク[8]の「書痴メンデル」に出てくる主人公メンデルも一風変わっている。彼は古書仲介人（正規の本屋をやる許可証を持っていない）として生活しているのだが、繁華街のカフェの一室に毎日朝から晩まで坐りこみ、本やカタログを読みながらブツブツつぶやいたり、身体をゆすったりしている。「本以外の世間のことはなに一つ知らなかった」メンデルだが、彼は「きのう出た本も二百年前のも、どんな本でも、一目見ただけで正確に発行所、著者、新本古本の値段をおぼえ、どの本でも同時に装幀、さしえ、添えられた模写図をまちがえなく思い浮かべた」という並外れた記憶力、情報量の持ち主だった。そのため、彼はほしい本を探している学者や研究者からかなり重宝がられていた。

メンデルは四六時中本に関わってはいたが、蔵書を蓄えているようなくだりは作中にないため、彼を物理的に蔵書癖と呼ぶことはできない。だが、本という商品の膨大な情報が収集され整理されて、その記憶が脳内にぎっしりと貯蔵されていたわけである。問題は、彼が「本自体を、なにもその意味や精神的物語的な内容を知ろうとして読んだわけではない」という点であり、「ただ本の名前、外観、最初の扉だけが彼の情熱を惹くのである」という偏りである。ここに、メンデル独特の本に対する対象属性の変化がある。

ひるがえってQ氏はというと、メンデルほどではないにせよ、脳内に記憶されている本の情報量は多い。少なくとも私が探す精神科関連の本程度なら、彼に聞けば、たいがいその概略くらいはその場で答えてくれる。Ⅳ節に出てきた積ん読本というのも、彼はその中味をまったく知らないわけではない。どんな本なのかはインターネットで検索ずみであり、出版図書案内などにも目を通していたものを、なにかの関連でひょいひょいと購入するのである。ただQ氏がメンデルと大きく違う点は、もし時間が許せばそれらの本も読了し、さらに洞察の高みをめざしたいとする登山家のような志を心に秘めていることである。

Ⅷ．ミクロコスモス

クイーンやフローベール、ツヴァイクが描いたものは、「本は読むものである」という一般的な概念からはかけ離れた、本に対する属性変化を如実に示していたわけだが、それに比べれば、「読もう」と思って買った本をどう読むか読まないかなど、瑣末な属性の違いのように思えてくる。

今福龍太[9]もいうように、そもそも本というものは、所有した以上すべてを読まなければならないというものではない。また、はじめから最後まで読み通さなくてはならないというものでもない。なぜなら、本と本の断片をつなぎあわせながら読み継ぐというのも本質的な読書行為だからである。さらに、本を買って持っておくことは、ただちにそれが読む行為に結びつくわけでもない。書棚に忘れさられた本が、何十年も後に再発見されて自分の思考に突然親密に語りかけてくることもしばしばあるからである。

だとすれば、Q氏のいう積ん読本や死蔵本というものも、それらがいつかはQ氏の思考の中でひもとかれ、脚光を浴びる一冊となる可能性は十分にあるのである。彼の所蔵する本の数々は、決して図書館や書店に整然と並べられたそれらではなく、彼自身の中でなにかしら引っかかり、琴線に触れたものであり、どれも関連性をもって集められたものである。その一冊一冊はQ氏のQ氏によるQ氏のための本なのであり、まるで脳内に広がるニューロンのネットワークのように、目に見えぬQ氏独自の知性の糸でつながっている。そしてその集合体である蔵書の森は、彼がこれまでになにを望んできて、これから先どこに向かおうとしているのかを彼自身にそっとささやきかけながら、彼の思考に光と影の輪郭をあたえ、時に彼を深い沈思の闇へといざない、また時に彼にまぶしいまでの着想の閃きをもたらすものなのである。それは、まさにQ氏の創りあげた生ける知的世界であり、Q氏の鼓動にぴたりと同調したミクロコスモスといっても過言ではない。

Ⅳ節で述べた収集をめぐる欠落と補塡、コンプリートへの終わりなき希求というものも、叡智への渇望とそれをうるおすべき知的栄養、荘厳な知の山脈へのはてしなき冒険の旅、というふうに置きなおして考えれば、ちまたの蔵書癖の者がいかに豊かで凛とした生を営んでいるかということを、もう少し深く理解できるかもしれない。

◆参考文献

[1] ジャン・ボードリヤール：蒐集の分類体系．ジョン・エルスナー、ロジャー・カーディナル編（高山宏、富島美子、浜口稔訳）蒐集．一七―三四頁、研究社、一九九八
[2] 草森紳一：随筆 本が崩れる．一一―一五二頁、文春新書、二〇〇五
[3] 鹿島茂：貧乏の上で、本は黴のように増えてゆく．安原顯編：私の「本」整理術．一五二―一五五頁、メタローグ、一九九四
[4] 港千尋：書物の変―グーグルベルグの時代．一八八頁、せりか書房、二〇一〇
[5] 菊池慎一：収集癖について．統合失調症回復への糸口．一九九―二五一頁、星和書店、二〇一〇
[6] エラリー・クイーン（谷田年史訳）：クイーン談話室．二一三―二八頁、国書刊行会、一九九四
[7] ギュスターヴ・フローベール：愛書狂．紀田順一郎編集解説：書物愛［海外編］．一一―三二、晶文社、二〇〇五

[8] シュテファン・ツヴァイク：書痴メンデル．紀田順一郎編集解説：書物愛［海外編］．二八一—三二四、晶文社、二〇〇五
[9] 今福龍太：身体としての書物．三四—三五頁、東京外国語大学出版会、二〇〇九

学会に向かうタクシーで

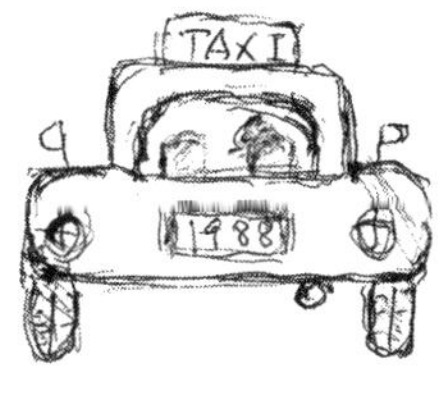

I

先日、久しぶりにタクシーに乗った。とある学会に向かう朝のことである。行き先を告げるとタクシーのドアがばたんと閉まり、一種独特の閉鎖空間が作りだされる。駅前の喧騒はかき消え、ウインカーの単調な音が妙に頭に響く。腰がシートに沈みこむ感触に強引な加速度を感じる。車内はきれいに清掃されているのだが、かすかに煙草と古い雑巾の黴臭さが混ざったようなにおいがする。

タクシーの中は私と運転手の二人きりだ。いつも通勤で自分が運転している時の感覚とはまるで違う。それはあたりまえなのだけれど、自由になれない息苦しさというか、目的地に到着して地に足を着けるまでは、運命を他人に握られているような圧迫感がある。私にとって一人タクシーに乗りこむことは、少々おおげさにいえば、閉所×対人という二重の恐怖症誘発状況に自らの身を投じることを意味する。昔からそういう傾向はなくはなかったのだが、ここ数年じわりと顕在化しつつある現象なのである。

　閉所に二人きりという状況なら、外来診察場面がまさにそうじゃないかと思われるかもしれない。だが、診察室のように普段からなじんでいて勝手もわかっており、出入りが意のままの空間では閉所恐怖はおこらない。また初診の患者さんにいささか緊張することはあっても、精神科医という職業役割にいったんスイッチが入れば、あとはポンコツなりに自動操縦が働くので、そうそう対人恐怖が生じることはない。

　問題なのは、その空間になじみがなく、自力では容易に脱出できない閉所に入ってしまった時であり、初対面の相手に素で対峙した時どうふるまえばいいのかわからず、頭が真っ白になってしまう場合なのである。

Ⅱ

　後部座席に座る私はどうしようもなく身構え、緊張している。もう逃げるに逃げられない。まな板の上の鯉だ。歯科医院の診察台や理髪店のチェアーに座っている時ほどではないにせよ、こんな窮屈な状況下では、通常私は彼らの作業が終るまで目を閉じてじっとしている。そうしながら頭の中では、まったく別のことを考えるように努力する。次の草野球の試合ではまさかのセーフティ・バントを狙ってみようかとか、週末の夕食にすき焼きを作るならどこのスーパーの牛肉が一番お買い得だろうかなどと。

しかしこの日のタクシーはちょっと違った。見知らぬ土地で道も混雑しており、時間もさしせまっていたので会場に間にあうかと不安になっていた。そこで私は、こちらから運転手に声をかけてみたのだ。「目的地までどれくらいかかりますか?」と。

すると、運転手はこの至近距離には不似合いな大声で、

「はあ? それは時間のこと? 距離のこと? それとも料金のこと?」

という想定外の返事をかえしてきたのである。時間のことだとすんなり答えればよかったのだが、私はとっさのことで気後れしてしまい、「いや、なんでもないです」と質問をひっこめてしまったのだった。

私の質問はどの言語のトラベル会話本にも書いてありそうな基本的な疑問文なのだが、いわれてみれば、たしかにこの日本語のままだといく通りかの答え方がある。「どれくらい」をはかるスケールがなにかわからなければ具体的な答えはでない。始めから時間か距離か料金かを限定して尋ねておけばよかったのかもしれない。

だが接客の流れからすれば、ここはとりあえず所要時間でもさらりと答えて客の出方を待ち、もし違っていれば「ああ、それでしたら……」と答えなおすほうがずっと自然なように思える。逆に質問をかえされた客は、自分の落ち度を指摘されたあげくに談話の主導権まで握られた感覚におちいり不快感を抱いてしまう。彼の返答は論理的ではあるが、情緒的柔軟性、同調性には乏しいといわざるをえない。などという屁理屈が頭上右斜め四五度のあたりにちらついてくるような時には私の恐怖症はもうどこかに霧散しており、かわりに人間観察モードがせりだしてきているのだ。

運転手の後ろ姿に目をやると、これがとても小柄なのである。乗車した時はまったく気づかなかったのだが、制服であろう濃紺の背広の肩が落ち、かなりだぶついている。帽子も大きめで耳が半分ほど塞がっており、まるで痩せぎすの小学生が変装したというか、そういうキャラクターを意図して造られたから、く、り人形のようにみえる。しかし、かろうじて垣間みえる首筋には無数の生きた皺がある。この人はかなりの年配者に相違ない。

「いやね、いろんな客がおるもんでね。そんなこともわからんのかできんのかって怒鳴る客もいる。この前なんか三千円ポッキリで走れだと。どうみても五千円はかかるところなのにな。無理難題をぶつけてくる」

「それは無茶な話ですね。で、そのあと三千円ポッキリで走ったんですか?」。私は彼の話に歩調をあわせようとしている。

「んなわけねえだろ。酔っぱらいの客だ。途中からイビキかいて寝て、到着したらおとなしく普通に料金払って降りてったよ」

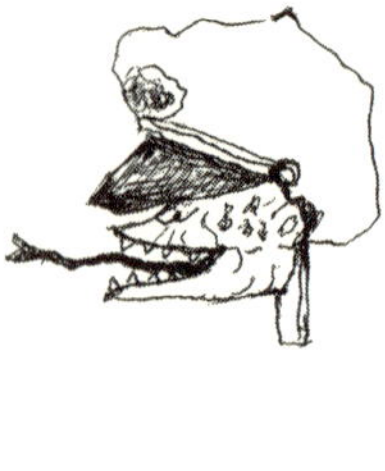

III

この小柄だが声のやたらと大きいから、くり人形のような老運転手（以下カラクリと呼ぶことにしよう）を、角度をかえて左側から覗きこむように観察してみる。だぶだぶの制服から細い首が亀のように前方に突きでており、肩甲骨のあたりは座席の背もたれから離れている。猫背というか背中が湾曲している。レントゲンを撮れば、「骨粗鬆症および陳旧性圧迫骨折をともなう変形性胸腰椎症」などと診断されるかもしれない。だが、口はまったく達者なじいさんだ。

「いろんな客といやあ、この前家まで送って運賃が二千百円なのに二万と千円払う客がいてね。身なりのいい年寄りだった。家の住所もちゃんといえるし、しっかりしゃべれるのにな。これで適当につり銭をくれたらいい、かぞえるのが面倒だから、だと」

「二千百円を二万千円。つまり、ひとけた多く払ってきたわけですね」。私は機敏に応答したつもりだが、かまわずカラクリは話を先に進める。

「ありゃあなんていうか、金持ちかもしれんが、太っ腹っていうんじゃなくてああいうぼけ方もあるっちゅうことだな。金の計算だけができねえんだ。で、まず一万円札と千円札かえしてね、そのあとつりをこう、掌にね、数えながら渡してやった。下手すりゃ金を騙し取られちまうわね、あのお客さん」

「ああいうぼけ方って、それはまだら状に」、そういいかけて私は口をとめた。つまり私はそのぼけ方の場合、アルツハイマー型認知症というよりは部分的、まだら状に知的機能低下をきたす脳血管性認知症がまず疑われるが、脳腫瘍かもしれず、また年をとった発達障害や、特異的算数能力障害の可能性だってなくはないことを説明しかけたわけだ。だがそんな知ったかぶりを披歴しようものなら、話題の重心が私自身の職業や医療的内容へと大きく傾いてしまいそうだ。ここは診察室ではないのだし、いろいろと穿鑿《せんさく》されても困るしと逡巡するうちに、声のトーンをさらに上げたカラクリがまたしゃべりだした。

「まだらか、なるほど。いや、そういう模様の犬だったがね、かみさんが可愛がっててな。あれが死んでからかみさんも一気に老けこんじまった。癌がみつかって一年ともたなかった。もう八年になる。犬と同じように、舌を出してあの世に行っちまいやがった」

カラクリは帽子のひさしをあげて横顔をこちらに向けると、舌をちょろりとだしてみせた。赤く細長い舌だ。サングラスで表情は読みとりにくいが、たるんだ頬から顎にかけて大小のしみが南洋の島々のように広がっている。私はまだら模様の爬虫類を連想する。

「この仕事も還暦過ぎていったんやめてたのよ。ちとたくわえもあったもんでな。ボートとか馬とかパチンコとかやるわけじゃねえし。酒もやらんし、子どもも孫もおらんかったし。かみさんと日本中の温泉めぐりもした。ちょっとずつ、車でだけどな」

「日本中の温泉めぐりとはいいなあ」

「登別にも指宿にも行った。ところがだ、かみさんが亡くなって一人きりになるとさびしいもんでな。夜中の二時に目がさめても誰もおらんしやることないし、毎日朝を待つのがつらくてな。ああいうのをうつっていうのかもしれん。それでまたタクシーやることにしたんだ。そのほうが気もまぎれるし」

配偶者との死別による悲哀反応と、その後の独居老人の抑うつといったところか。高齢社会における今の臨床現場からすれば、こうしたケースは年々増加傾向にあるが、性差もあるように思う。つまり、コミュニケーション能力にすぐれ日常生活技能にもまさる女性の方が、罹患しにくい印象がある。夫に先だたれた妻より、妻を亡くした夫の老後に抑うつが多いということだ。その点、また運転手にもどる能力と機会と外向性をあわせもっていたカラクリは幸せ者だったといえる。

しかしである。赤い舌をちょろちょろとだしている爬虫類のイメージが私の思考を狂わせる。「舌をだしてあの世に行く」とはいったいどういう状況だったのだろう。通常、死ねば舌根は沈下したままとなり、舌は喉のほうに引かれるかたちで口腔内に納まっているはずである。舌がでるのは、たとえば死ぬ間際になにかを懸命に吐きだそうとしていたとか喉が苦しいとか、極端な話、首を絞められた場合がそうなのではないのか。

それに、もし妻が舌をだして死んだとしても、その妻の死にざまと犬の死にざまを同列に語るのはいかがなものか。その背後にはどんな心理状態が潜んでいるのか。妻の死を犬の死と重ねあわせて戯画化することで、少しでも悲嘆から遠ざかろうとしているのだろうか。犬も妻もあかんべえと舌をだして、愛想をつかしてこの世を去ったと思いこむことで、未練を断ち切ろうとしているのか。あるいは、カラクリはもっと異常心理に近いような、そう、人や犬が舌をだして死ぬ瞬間の断末魔のような表情やさけびに、グロテスクでエロティックな倒錯的快感を見いだしているのかもしれない。人の心の暗闇にはあやしい欲望の一つや二つは潜んでいる。そう思っておくことは、渡る世間で本物の鬼に出会った時の心づもりというか、多少ともショックをやわらげる緩衝装置にはなる。

Ⅳ

タクシーは駅前中央通りの渋滞をようやく抜け、人のまばらなオフィース街にさしかかっていた。車窓から仰ぎみえる空は一面が厚い雨雲におおわれており、朝だというのにもう夕暮れのような薄暗さである。街路樹が風でざわめいている。

「今日は天気が悪そうですね」

「台風が近づいているからな。もうじき雨でも降るんじゃないか」

「台風？　昨日の晩のニュースにはそんな予報なかったはずですけど」

「へえ、そうかい」

カラクリはさして興味がないといったような生返事をすると、しばらく押し黙ったまま運転を続ける。左折の時「よっ」と小さくかけ声をかけ、勢いよくハンドルを回す。見ればハンドルを回す白手袋の指先がだいぶ余っている。手袋までぶかぶかだ。

「釣り仲間は一人いたんだけどね。三十年来のつきあいだったもんで、信用貸ししちまった。たいした金額じゃなかったがね。返済の期日から一ヵ月遅れて、家まで土下座しにきた。来月かならずかえすからって。だがそれから連絡がぱったりとだえた。姿をくらましやがった。他人には金を貸すもんじゃない。貸すんじゃなくてくれてやるつもりじゃないと。後でうらみが残っちまう」

「奥さんも犬もいなくなって、釣り仲間にまで裏切られたと」

「だから裏切られたんじゃない。金はくれてやったんだ」

カラクリの声がひときわ大きくなる。釣り仲間の件はどうやら認めたくないにがい過去のようである。

「でもあれだね、賭けごとは麻薬みたいなものだとはよくいったもんだ。せっかく稼いでも、九割がたボートとか馬とかパチンコとかにつぎこんじまう。あげくのはてはサラ金だ、借金地獄だ、自己破産だ」

「それは釣り仲間のこと？」

「うん、まあ、一般的な話だ。まず勝てないのはわかっとるのに、どうしてはまるかねえ。客が負けるからこそ業界が儲かる。そういう仕組みになってんだ。やつらは夢を売るのが商売だなんていうが、ふざけんじゃねえ。夢は売ったり買ったりできるもんか。夢は自分で生みだすもんだ。そうだろ兄さん」

「それはその通りだけど」

「金でなんでも手にはいると思ったら大まちがいだ」

カラクリは大きくうなずき、帽子のひさしを上げて前方のトンネルをみすえた。

V

長いトンネルを抜けると古びた民家や田畑が広がっているが、それとは対照的に新しい分譲住宅区域も一部にみられる。遠くには小高い山々があり、その稜線をおおいかくす鉛色の雲が、なにか強力な意志につき動かされたかのように群れをなして北へと流れている。だいぶ郊外へと走ってきたようだ。

腕時計の針は午前十時を過ぎようとしている。タクシーを拾ってから、かれこれ四十分は経過していることになる。会場のある大学キャンパスは駅からこんなに遠かったろうか？　私はカバンから学会抄録集を取りだして、会場案内のページを開く。

地図にある目的地は駅周辺からやや離れているようだが、ひと山越えるほどの距離ではない。下のほうに記された交通アクセス案内にも、「駅から市バス⑧番で十五分」とある。やはりトンネルを抜けるというのはどう考えてもおかしい。

「いろんな客といやあ、この前真昼間にビルからふらふらっとでてきた男がいてね。まっすぐ歩けないというか蟹歩きというか。体が横に傾いちまうんだなどうも。で、少し前にいるタクシーに乗りかけたがすぐに降ろされて、俺のすぐ前のタクシーにも無視されて。そんで俺のところにきたんだ。かなりよぼよぼのじいさんでな。酒を飲んでるふうでもなかった」

失調性歩行？　小脳病変かなにかか。気になる歩行障害だ。

「不憫に思ったんで乗っけてやったら、三つむこうの信号のそばのビルで降ろしてくれっていうんだ。そんな短い距離くらい自分で歩いていけって断られたようだ。そりゃそうだ、すぐあそこにみえてんだから」

「でも、その歩き方はおかしいな」

「だろ。かなりしんどそうだったし、俺もこれからどんなかたちで他人に世話になるかわかんねえし。おたがいさまだからな。ああいいよどうぞって、ふたつ返事で信号三つほど乗っけてやったわけさ。病院に連れてってやろうかとも思ったが、もう病院には長いことかかってるからいいんだと」

「それならちょっと安心だけど」。慢性疾患なのか。というか今の私にとって重要なのは、このタクシーがいったいどこへ向かおうとしているのかということなのだが。

「話はこっからなんだよ。信号三つほど行って着いたよっていったら、一万円札置いておりようとするんだ。俺は金なんかいいからって、その万札を相手のポケットにねじこもうとしたんだけどね、ポケットをぎゅーっとおさえて、頑として受け取らねえんだ。すぐそこなのにいやな顔ひとつせずに乗せてくれて、あーありがたいありがたい。その人情がすごくうれしかった。感謝の気持ちだから受け取ってくれっていうんだ。どうだいこの話。ちょっと泣ける話だろ」

カラクリの声が震えている。話しているうちに当時の感動が蘇ってきたようだ。

「まあ、その一万円札はかえすことができなかったもんで、ありがたくもらっておくことにしたんだけどな。いや、金がほしくてやったわけじゃねえぞ俺は」

たしかにこのドライな世の中で、他人のちょっとした親切が深く心にしみることはある。とくに、誰にも理解されず孤独と絶望の淵においやられている最中にふと人のあたたかみに触れれば、そこに神か仏の救いの光明をみる者もいるだろう。「信号三つ」の老人はまさにそんな状況だったかもしれず、その時、カラクリの小さな背中には大きな後光がさしていたのかもしれない。

だが、この感動は「信号三つ」の老人の側にあるものである。そしてカラクリの感動とは、自分自身の孤独な境遇をこの老人に重ねあわせ、そこに施しをあたえられたという自己憐憫とそれへの善行に対する賞賛なのであり、またその善行が人情として破格のあつかい（一万円）を受けたことについてのこの上ない満足感なのである。カラクリが泣けるのは、「あっぱれ私の人情」という自己陶酔が根底にあるからであることはいうまでもない。

それはカラクリに限ったことではないし、こういうふうに他人の自己陶酔を考える私自身の心の中にこそ、どろどろとした自己陶酔が渦巻いているに違いないのだが。そんなことより私が至急知るべきは、このタクシーの行く先なのだ。

「すいません。このタクシー、今どこに向かってます?」

VI

結局、行き先は大学キャンパスには違いなかったが、その大学にはキャンパスが二箇所あって、タクシーはそのひとつである郊外の本学キャンパスへと向かっていたのだった。

会場のある医学部キャンパスは、アクセス案内通り駅からバスで十五分程度の街はずれにあった。カラクリは小一時間分のタクシー料金を私から受け取ると、「なんだか悪いな」といいながら学部正門から消えていった。

こうして、私は自分の恐怖症のことなどどこかに飛んでいってしまったような状態で、学会会場に着くまでの小一時間を、ちょっと風変わりな老運転手カラクリとともに過ごしたわけである。

ホールについた私は受付で手続きをすませると、学会初日の午前中にしては熱気をおびたメイン会場の後方左隅に腰を降ろした。正面のスクリーンには脳科学的な疾病モデルの図が映しだされ、演者の歯切れよい説明がフロア全体にこだましていた。だが、私はどうもカラクリのことが頭から離れず、今ここでことの次第を書きとめておきたいとする欲動をおさえることができなかった。その走り書きを何ヵ月もたってから書きなおしたのが上記の話である。

カラクリとのやりとりは、たまたま遭遇したタクシーの運転手とその客との、ほんのひと時の他愛のない話だ。カラクリからすれば、私などは十五分で着くはずの目的地に一時間かかった乗客として、「いろんな客といやあ」シリーズの最後尾につけ加えられる程度の客に過ぎないだろう。カラクリにからくりなどないのだ。

だが、私にとってこの小一時間の体験というものは、ふりかえるにとても興味深い体験だったように感じられる。それはたんなる人間観察ではない。私は、カラクリに対して不審をいだき、よからぬ空想をふくらませ、疑心暗鬼になった。その一方で彼の話に引きこまれ、ほくそえみ、共感もした。本来なら閉所×対人恐怖でちぢこまっているはずのタクシーの中で、思いがけずスリルとサスペンスのちょっぴり混ざった喜劇を味わったような、のびやかな気分になった。タクシーが去った後も、まるで旧知の人と別れた時のように、じんわりとしたぬくもりが胸のうちにとどまっていたのを、私は今もよく憶えている。

無言の会話——患者さんとの独特な間合い

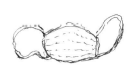

男子閉鎖病棟の扉を開けると、東西にのびた長い廊下が続いており、その両側に病室が連なっている。廊下の一番奥の突き当たり北側には看護師詰所がある。診察はその中で行うので、私はいつも長い廊下を歩いてはいろんな入院患者さんとすれ違い、あるいは病室のベッドで過ごしている彼らにそれとなく目をやりながら、看護師詰所へと行き来するわけである。

鉄格子のない開放的な窓のおかげで、ここは以前よりずいぶんと明るい廊下になった。幅も広くなり、車椅子同士がぶつかることはまずない。清掃もきちんと行き届いている。だが、改築してさほど経たないのに、もうすでに以前のくすんだ床と似てきている気がする。それはホテルやデパートなどの床の汚れ方とはどうも違う。

思うに、廊下の床のくすみ具合はそこを通った者たちの歩きぶりがかなり影響するのではないか。歩きぶりにもいろいろある。スタスタであったりトボトボであったり、サッサであったりズルズルであったり。胸を張ってであったり、肩を落としてであったり、上を向いて涙がこぼれないようにであったり。その歩きぶりは、その時の心の状態が存外あからさまに反映されたものだと考えられるから、廊下の床のくすみ具合を見れば、そこにどのような思いの人たちが往来していたかが読みとれるのではないか。精神科病院には精神科病院独特の廊下の床のくすみがある。はかりしれない思いが無数に積み重なった痕跡としての床のくすみ。私のこの一歩も、床をくすませている一歩なのか。そんなことをちょっと考えながら、私は長い廊下を歩いて診察に向かう。

Ⅱ

廊下ですれ違う患者さんは、もちろん私が主治医ではない人も大勢いる。だが入院期間の長い人や入退院を繰り返している人とはおのずと顔見知りになるので、すれ違いざま無言で会釈をかわしたり、「やあ」といった調子でお互い軽く手をあげあうこともある。

同じ人でも、妙になれなれしく話しかけてくる時があれば、スッと足早に通り過ぎるだけの時もある。それは病気の波によることもあるし、それとは別の、さまざまな心理的葛藤や悩みが背景にある場合もある。家族内葛藤、交友関係のこじれ、職場の問題、患者同士のトラブル、医療者側への不審、経済的な悩み、恋のこと……。

廊下のはるか向こうから小さく敬礼をする人もいる。敬礼の後その場にたたずんでいる。私はちょうどよかろうと思う距離まで近づいてから会釈を返すが、それまで彼はそっぽを向いて独語を続けている。そっぽは向いているが、彼は私が通り過ぎざまに会釈をするのを待っている。というのも彼は、私の会釈が終わるまで独語を続け、会釈が終われば独語をやめて、またおもむろに歩き始めるのである。

彼のこの一連の動きに気づくのには少々時間を要した。はじめ私は、彼の敬礼が私に向けられたものだという認識さえなかった。ある時、行事で多くの患者さんが外出し、病棟が閑散としていた昼下がり、誰もいない廊下の向こうからこちらに敬礼をする彼の姿を見て、それが私への挨拶だということにやっと気づいたのである。

はるか向こうからの敬礼に、間髪入れずにはるか向こうへと敬礼を返したこともある。だがその応答ではどうもまずい。その場合、彼は私がすれ違っても独語をやめず、しばらくその場から動こうとしないのだった。

担当医からは、「ひきこもりの強い統合失調症で、血統妄想のある患者」と聞かされた。談話が崩れており、気持ちも伝わりにくい患者さんだと。ただ、ノートにびっしりと記され、今も少しずつ広がり続ける彼の妄想的家系図の端には、途中から私の名もぶらさがっているらしい。

遠くからの敬礼と、近くでの会釈。会話はなく、お互いが視線をあわせることもない。物理的距離と時間のかかる間延びした挨拶。そこには、彼の妄想世界を満足させるなんらかの意味があるかもしれないし、彼自身の病的合理主義的な秩序があるのかもしれない。敬礼だけをとれば、ひと昔前の精神科医療におけるパターナリズムも連想してしまう。だが、そっぽを向きながらも会釈を待つ仕草からは、きわめてシャイな彼なりの対人交流の努力がうかがえるように思う。私は会釈とともに「今日も元気？」と心の中でつぶやく。それは、数年来変わらない彼と私との独特の間合いであり、いわば無言の会話なのである。

Ⅲ

私は、入院患者さんの診察も外来と同じようなスタイルで、できるだけ決まった曜日の同じ時刻から始めるようにしている。診察曜日を変えたり、開始時間に大幅に遅れるということがないように心がける。看護師詰所の同じ机で、同じ座席の位置関係で診察をする。診察場所を病室にしてみたり、時間もあえて変えたりしたこともある。臨機応変の柔軟な感じもいいかと。だが結局、同じ場所の定刻というのが一番堅実でわかりやすく、患者さんも落ち着くし、私も落ち着くし、看護職員も段取りしやすいことがわかった。診察条件を変えないことで病態が定点観測的にとらえやすく、患者さんとの間合いもぶれにくい（ただし、横になって安静にしている必要がある方の場合ではベッドサイドで診察するのはいうまでもない）。

間合いをとるということ。長年臨床現場に忙しく立ち回ってきた精神科医なら、多少とも修得された技能というか、必要にせまられて身についた要領でもあると思う。間合いとは、辞書で調べると「何かをするのに、ちょうどいいタイミングをとること。また、そのタイミング」とある。その言葉から私が連想するのは、武道における間合いである。例えば、剣道には基本的間合いとして「一足一刀の間合い」というのがある。一歩踏み込めば相手を攻撃でき、一歩下がれば相手の攻撃をかわせる距離。遠過ぎれば安全だが刀は届かず、近過ぎると攻撃は容易だが危険となる。時間と空間の絶妙な距離感を保ちながら、静から動へ、また動から静へ。

もちろん、診察における患者さんとの間合いとは、会話を中心として展開される対人交流における、きわめて心理的な間合いである。看護や臨床心理でよく耳にする「患者さんに寄り添って」というのも、実際に添い寝をするわけではないが、寄り添えるほどの親近感と安らぎがあり、しかもそれがごく自然にさりげなく醸し出される、そんな心理的間合いなのである。私が先ほど述べた入院診察での固定的なスタイルを維持するというのは、そうした間合いをより円滑にはかっていく上での舞台設定というか、「この予約された時と場所はまさにあなたのためのものですよ」というこちら側のメッセージを、ささやかながらでも伝え続ける行為だと考えている。

Ⅳ

さて、診察に入ると、会話のやりとりの最中に、さまざまな心理的間合いが要請されることが少なくない。そこではお互いの心が近づいたり遠のいたり、ぶつかったり離れたりする。この場面はしばらく聞いているだけがよかろうとか、ここは突っ込んで話してみるべきだとか、笑いを入れてほぐすとか、一呼吸おいて沈黙するだとか。そのつど、間合いをとったりつめたりする。

それはひとえに、少しでも治療的な方向へと関係性を進めていくためなのだが、その間合いがなかなかとれず、難渋する患者もいる。とくに統合失調症臨床では、時として患者さんが妄想世界へと没入したままであったり、思考がまとまらないため会話が成立しにくかったり、沈黙したまま言葉もかわせないことがある。そのため、それらの状態からいかに心の交流を深めてゆくかが重要な課題となる。その際、妄想的な話の隙間に現実の視点を見いだすタイミングはかったり、まとまらない会話の中から本人の意思をひょいとすくいとったり、沈黙の前でも焦らず、ゆったりとした無言の時をともに過ごすことから交流の契機を探ったりする。だが、いつもうまくいくとは限らない。

ある程度長期にわたって交流のある患者さんの場合には、多少ともその人との個人的な間合いが生じてくる。主治医―患者関係という制約の中なのだが、そうした制約を感じないような、二者間の静かでなごんだ時間の流れが体験されることもある。いく度かの激しい再燃を乗り越え、慢性期に入り、その間いろんな局面で話しあってきた患者さんとの間合いは、少々の状況変化では崩れないのだ。そう願いたい。だが油断していると、それまでのゆったりとした間合いが吹き飛ぶような緊迫した場面が突然訪れて、右往左往してしまうこともある。そんな具体例を一つ、自戒の意味も込めて次に記しておこうと思う。

V

四五歳の統合失調症の未婚女性。二〇歳で発症し、緊張病性興奮のため数回入院歴がある。現在も外来通院を続けており、私とは十年来のつきあいである。普段はとても物静かな女性で、問診でも「変わりありません」「調子は普通です」と言葉少なに、うつむきかげんに答える。いつも口角に微かな笑みをたたえているような印象がある。たまに入眠困難となり、自生思考（自分の意思とは関係なく、脈絡のない考えが次々に浮かぶ）、考想伝播、被害念慮が出現する。そのため自宅にひきこもりがちに生活しているが、外来受診は欠かしたことはなく、服薬も規則的である。そんな彼女が、残暑きびしい初秋の診察日、入室するや、挨拶もなくいきなり何語ともつかぬ言葉を連発し始めたのである。

「ドンチューノ、ボンチューノ、ジュ、ドルチェリーナ、グーテン、ボン、チュードント、ベルアッハ……」

「?」どうしたことだ? なにが起こっている? 私は圧倒され、しばらく言葉を返せない。

「フンボルト、スジャッハ……」不可解な発語が延々と続く。珍しくマスクをしている。高く機械的な声。目はカッと見開いている。間合いがとれない。せめてマスクのことでも聞いて、とっかかりをつけないと。

「風邪でもひいたの?」彼女はそれには反応しない。事態はそんな簡単なことじゃない。

「ドンチューノ、ボンチューノ、ジュエル、ドルブッフ、ジャパニーズ・スピーキング、フェルジュール……」理解不能。しかし、ジャパニーズ・スピーキングは聞きとれた。

「ジャパニーズ・スピーキングって、日本語オーケー?」この乗りは通用するか?

「ユー、オーケー。ドンチューノ、ボンジュール、ボンアッハ、グーテ、ナハト、デ、ジュ、ドイッチュ、チュ……」つながった！　ユー、オーケーとは、きっと私は日本語でいいということだ。

「……キョウワドイツゴ……」キョウワドイツゴって。彼女のほうは、今日はドイツ語で話すということ？　ドイツ語とはかけ離れているが、それを指摘すると流れが途切れそうだ。

「今日はドイツ語？　国際派だね」彼女はうなずき、しかし眉間に皺をよせる。今は、国際派などという表現になごむような、そんなのんきな間合いじゃなかった。

「ドンチューノ、ボンチューノ、ゴルゾンテ、シェルブール……」とどまる気配がない。だが彼女は途中で喉を指し示し、手をくちばしのようにパクパクとさせる動作を見せた。

「喉がおかしい？」彼女はうなずく。ひょっとすると、何かの力で喉が勝手に動くのか？

「勝手にしゃべらされてしまうの？」彼女は大きくうなずいて、マスクをとる。させられ体験だ。はりついたような笑みのままの硬い表情。口唇のまわりが赤くただれている。

「だから声が漏れないようにマスクをしている？」それにはうなずきもせず、かぶりもふらず、彼女は堰を切ったように声を高め、発語のスピードを加速させた。

「ドンチューノ！ボンチューノ！ベルアッハ！ジュエル、ゲジュールン！……」

私は、彼女のこの発語の勢いが静まる頃合いをみて、薬（かつて急性増悪の際に効き目があらわれた抗精神病薬）を追加処方しておくのでそれを飲んでまずゆっくり休むこと、それでも病態が悪化するなら連絡するようにと話し、診察を終えた。途中で打ち切ったような形だ。いつもの間合いはまったくとれず、にがい感覚が私の胸に残った。

彼女のこの奇妙な外国語もどきの発話は、翌週の診察でもまだ続いていたが、マスクはもうしておらず、その言葉も自称ドイツ語から「キョウワフランスゴ」へと変化していた。「フランス語？　先週からヨーロッパを旅しているみたいね」と、おおげさに感心する私に、彼女はほんの少し口角をゆるめ、ひと息つくような間を置いた。そして次の一瞬、きわめて早口で、「みんなに卑猥な考えが知られてしまうから」というと、くるりと背を向けて診察室を出て行った。それから二週間後、彼女はまるで何事もなかったかのように、うつむきかげんに「調子は普通です」と告げる、いつもの物静かな女性に戻っていた。

Ⅵ

後日談によれば、この急性増悪の少し前、彼女は風邪で内科医院を受診していた。その際、医師に舌圧子と指で喉の奥まで診察され、それから性的な考えが次々と浮かんでしまい、その考えは音声として喉から発せられるようになった。なんとかせねばと苦闘するうちに、突然、かわりに例の外国語もどきが出現するようになった。その言語がでたらめだという認識はあるのだが、喉が勝手に動かされてしまっていた。だが、そのでたらめ言語のおかげで自分の卑猥な考えは隠されていたような気もする、と語った。ちなみに、マスクをしていたのは、口唇のまわりの赤いただれに強い羞恥心をいだき、それを隠さずにはいられない気持ちだったから、とのことであった。

私は、彼女の後日談から、自分の理解がいかに表層的であったかを思い知らされた。それどころか、表層的な理解さえとどかない新たな謎に直面した気がした。彼女の心になんらかの防衛が働いていたにせよ、そこになぜ彼女自身にも不可解な、あのでたらめ言語がこつぜんと現れたのか。どうしてそれが、他でもない「ドンチューノ、ボンチューノ……」という言葉だったのか。それを、たとえば滅裂とか言語新作とか言葉のサラダなどと症候学的に位置づけたとしても、それで謎が解けたわけではないのだ。だが、このような予想外の展開は、精神科の臨床現場でまれならず遭遇するのも確かである。人の思いをくみとることはそう容易ではないし、思いを伝えることもなかなかに難しい。それが心理なのか病理なのか、わからなくなることもしばしばである。

いつものゆったりとした間合いに戻った彼女を診察していると、あの急性増悪期に、間合いを必死にとろうとしていたのは、私なんかではなく彼女の方だったのではないか、とふと思うのである。

「ヌマタ」と私

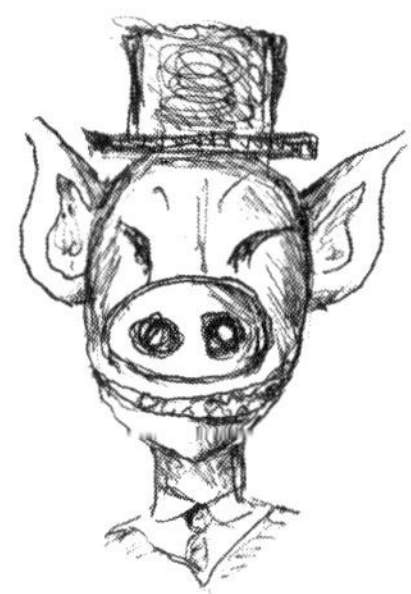

I

小説というものを書いてみた。若い頃のエピソードを骨格にしながら、フィクションでたっぷりと肉づけをして物語にした。ふだん小説など読まない人間が初めて小説を書くとこうなる、という悪しき見本のような駄作になったが、夜ふけに文章を練るうちに次第にノスタルジックな思いがこみあげてきて、私自身がその物語世界に引きこまれてしまった。おかしな感覚だ。趣味という感覚ではなく、仕事でもない。ちなみに作品名は「センチメンタル緑豚」（文芸社、二〇〇九年六月発行）である。

＊

初めは「ヌマタ」のエピソードだけを書いていた。「ヌマタ」とは作中に登場する統合失調症の大学生である。もちろん仮名であり修飾も施しているが、その雰囲気は私の記憶の中にある人物にかなり似ていると思う。かれこれ三〇年も前の話だ。私はそのころ工学部の学生であり、統合失調症の知識はおろか、彼が病気であることを知ったのもだいぶ後になってからだった。

今ならそれは幻覚だ妄想だと簡単にかたづけてしまいそうな彼の言葉を、当時の私は哲学的に理解しようとしたり、詩的に解釈しようとしたりしていた。同じ学生寮に住まう者として、あるいは芸術好きな者同士として、今とはまったく違う目線で彼をみていた。なにか放っておけないニオイを感じていた（それは向こうのいう台詞でもあったかもしれないが）。

「ヌマタ」は気難しく頑固で、恥ずかしがり屋でお人好しの世間知らずだった。ロマンチストなくせに現実的であり、酒飲みでスケベーで禁欲的で繊細で大胆だった。暑苦しいようでサラリとしており、深刻にみえて軽佻であり、そのまったく逆でもあった。友達がほしいのかほしくないのか、話をしたいのかしたくないのかが読みとりがたく、いつ食べていつ寝ているのかもはっきりしないような独特の個性をもっていた。だが彼は、時にあらゆる表層的な価値基準をとっぱらったかのような、きらめく純粋さを垣間みせた。

私はそんな瞬間の彼を魅力的に思い、敬慕さえしていた。

Ⅱ

「ヌマタ」のことを書きだす直接のきっかけとはなんだったのだろう。すでに記憶が曖昧だ。なにせ数年前から少しずつ物語を書き進めていたので、時間が経ちすぎてその契機に関する記憶が埋もれてしまった。だが精神科医という職業を志し始めたころの、いわゆる初志を思いだしたくなったのだと思う。

自分の中でなにかがグラツキそうになると、せきたてられるように筆をとる。私にはそういう癖が少しある。だから、論文もなにも書いていない時のほうがずっとうまく臨床をやれているような気もする。そういう意味では今回は深刻だったのかもしれない。ダラダラと長きにわたって書き続けていたわけだから。

＊

私は途中から物語の中に初志をちりばめたいと考えるようになった。だが書いてみて思ったのは、初志なんて簡単に言いあらわせるものじゃないということだった。あれだけ文字を連ねても、まだ全然言葉がたりないのだ。しかし私の興味を精神医学へと大きく向かわせるマイル・ストーンになったのが「ヌマタ」であったことは事実であり、彼という存在が私の統合失調症観の礎になったことも確かだ。

そのため臨床を始めたころの私は、さまざまな統合失調症患者を「ヌマタ」との比較において観察する癖がぬぐえないでいた。感情疎通性の奇妙さや幻聴の主のこと、妄想の話、趣味や関心ごと、思路のばらけぐあい、動作の微妙なぎこちなさ、額の皺のより方、頭髪の乱れ、服のボタンのはずれ方など。その中でも「ヌマタ」との隔たりを一番感じたのは、長期入院中の破瓜型患者達の、著しいエネルギー・ポテンシャルの低さだった。

それは、おそらく「ヌマタ」が亜型分類としては妄想型に属し、発病後五年程度のエネルギッシュな若者であり、なおかつ急性増悪期にあったためだと思う。とはいえ慢性破瓜型患者達のあまりに無為でよどんだような病棟生活ぶりには、なんらかの内因以外のもの、たとえば管理主義的な入院治療の構造や関与の仕方、家族関係のゆがみ、そして不適切な薬物療法を想定せざるをえないなどと生意気にも考えたものだ。患者の無為には可逆性があるという私の想いの背後には、「ヌマタ」の奔放な躍動感の記憶があった。

Ⅲ

統合失調症の診断には、当時の先輩諸氏にならってE・ブロイラーの四つのA（連合障害、情動障害、両価性、自閉）とK・シュナイダーの第一級症状（考想化声、問答様式の幻声、自己の行為に随伴して口出しをする形の幻声、身体への影響体験、考想奪取やその他の思考領域での影響体験、考想伝播、妄想知覚、感情や衝動や意志の領域にあらわれるその他の作為・影響体験）を参考にしていたが、どうも患者からそうした病理的側面だけを切りとる作業には違和感があった。

それよりも私は、L・ビンスワンガーやW・ブランケンブルクといった統合失調症者の現存在そのものをみつめようとする学問、つまり現象学的精神病理学をおもしろいと思った。日本でいえば「あいだ」を模索する木村敏を筆頭に「つつぬけ体験」の長井真理、「沈黙」を洞察する松尾正、そして「自我障害」論を推し進める中嶋聡などの論述に魅せられた。

だが、既成の概念や解釈をいったんエポケーし、ありのままの現象をみつめることが大事だという理屈はわかっていても、それを臨床現場で実践するのは至難の業だとも思えた。

私の記憶の中にある「ヌマタ」像は、当時の私の無知ゆえに巷の概念にはほとんど浸食されない形で刻まれ、そこに後から統合失調症のラベルを貼布したような記憶である。それは私個人の既成概念には違いなかったが、そこから仰ぎみる現象学的な統合失調症像はどうにも窮屈で、ロマンチシズムやセンチメンタリズムなど入りこむ余地のない、完璧で荘厳な彫像にみえた。

一時期J・ラカンが流行ったころには、シニフィアン／シニフィエという言語構造の病いという観点から統合失調症患者の談話や記されたものを私なりに考えてみたりもしたが、その病理構造はおぼろげながらみえても、そこからなかなか治療論には結びつかない気がした。むしろ一見了解困難な言葉のサラダ（word salad）に、意味を蘇えらせる工夫が大切ではないかと感じた。私にとってのラカンの『エクリ』は衒学的にさえ映った。

と、そこまではまだよかったのだ。臨床と思索、思索と臨床。この双方向のからみが私の中ではそれなりにうまく均衡していた。

Ⅳ

だが、そうこうするうちに時代はＤＳＭⅢ－ＲからⅣへと改訂され、診断学も従来診断から操作的診断へと雪なだれをうったように塗りかえられた。内因／心因／外因という大きな区分もあいまいになり、神経症という言葉は消え、おまけに精神分裂病という呼称まで変更されてしまった。それを嘆く私に、数年程度しか歳の違わない同業者からは「古きよき時代の臨床家」などとからかわれた。『分裂病の消失』という内海健の著作を読んで、すなわちそれは分裂病治療者の消失でもあると感じたのは私だけではないだろう。精神科業界は「十年ひと昔」どころではない速さで急激に変貌していったのである。

書類の診断名記載欄には、それまで精神分裂病と書いていたところに、括弧つきで（統合失調症）と書きそえたりしていたが、それも最近では統合失調症とのみ記すのが当たり前になった。

精神分裂病と書くたびに身近に浮かんでいたブロイラーやシュナイダーやビンスワンガーやブランケンブルクは次第に遠のき、統合失調症になってからはＩＣＤ－10の「Ｆ２」というコード番号が浮かぶようになった。「Ｆ２の何番だ？」などと診断の手引きをみて、「ふーん」となんとなく納得する。いや、これがコンセンサスの得られたグローバル・スタンダードとやらだから仕方ないじゃないか。あとは評判のいい非定型抗精神病薬を品書きどおり処方して副作用が生じないよう無難に経過をみていく。

そんな臨床で終わることが増えた。私の思索は停滞しがちになった。

それだけではない。このごろはいわゆる「分裂病くささ」（プレコックス感 Plaecoxgefühl）を感じる新規の患者にもあまり出会わなくなった。彼らはたいてい「ヌマタ」ほどにはニオイのない統合失調症の人であり、あっさりと「Ｆ２」に分類されてしまう症例なのである。それは臨床家としての私自身の萎えた感性、鈍った直観にも原因があるのだが、おそらくは精神科医療の進歩や支援体制の発展による統合失調症の軽症化によるのだろう。

だが、ひょっとするとそれは時代の変遷とともに世の中に「人間くささ」とか「男くささ」とかいった「くささ」というものが醸成されるほどの懐の深さがなくなったからかもしれず、人が「くささ」と呼べるほどの生き様を貫き通すことができにくくなったせいなのかもしれない。

＊

「私にとっての統合失調症、もしくは統合失調症者とは」というテーマから今の私の頭に浮かんだことは以上である。「ヌマタ」から現在までを振り返ってみると、私の中には二つの思いの層があることがわかる。一つは「ヌマタ」の埋もれた馴染み深い層で、もう一つは「F2」に代表される新しい層である。私にはこの二つがまだうまく溶け合っていないので、いまの段階で統合失調症観を語ろうとすると、どうしても新しい層からぼやけた古い層を、目を凝らしてみる感じになってしまうのだ。

（付）

参考のため、小説中で「ヌマタ」が登場した章（Ⅳ 哲学科ヌマタと過ごした夏）を一部省略&改変したものを、以下に載せておきます。

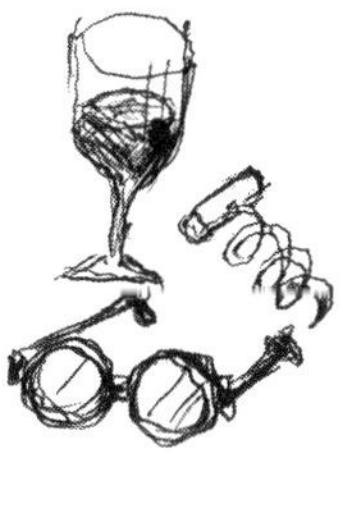

哲学科ヌマタと過ごした夏

夏休みに入ると学生連中の多くは帰省したり、クラブの合宿に参加したり、旅をする。そのため、この溜まり場も普段の賑わいが嘘のように静寂が訪れ、学生寮は閑散となった。

だが私は、家庭教師や塵芥車でのゴミ収集助手のアルバイトをしながらこの学生寮に留まり、夏の間も油絵創作を続けていた。その大きな理由は、秋に小さな画廊で友人と二人展を開く予定にしていたため、その出展作品の完成と画廊を借りる資金繰りに余念がなかったからだ。

しかし実家に帰りたいという気が湧かなかったのも事実だ。

私は少年時代に五回も引越しをしたので、実家のある地が郷里だとはとても感じられず、親戚も遠方にしかいなかった。父の転勤に合わせて移り住むたびに、私はやっと慣れかけた環境や友人と別れ、否応なく新たな環境へと投げ出されてはそこでまた一からその地の空気に慣れ、対人関係をやり直さなければならなかった。途中からの私は、もう周囲の大人に気を遣うことや、友達を作ることさえ面倒臭くなってしまっていた。だから私には幼馴染みなどは見当たらないし、歌に出てくるような「忘れがたき故郷」がどこなのかもわからない。そうした心温まるフレーズは、私には無縁の、どこか遠い別の世界の言葉にしか聞こえなかった。そんな私が今の実家に郷愁など抱けるはずがないのだ。

当時の私は「親のありがた味」だとか「親孝行」といった歯の浮くような言葉に妙な照れ臭さを感じ、また、いつまでたっても子供扱いをする親の振舞いに反発心が募っていた。そして、そうした感覚から抜け出せない私のほうが、実はまだまだ青臭い子供だということを頭では分かっているのに、どうにもうまく対処できない自分にもどかしさを感じ、その直面化を避けていたのだと思う。

＊

そんな夏のある日、私はヌマタと出会ったのである。

人気のない夏休み期間中は廊下の照明も消される。そのため、深夜の学生寮は闇に包まれた。各階の中央には共同洗面所があり、そこから南北に狭い廊下が伸び、廊下を挟んで各々の部屋が並んでいた。だが、この期間に三階北側で留まっているのは私だけであり、南側も奥の一室の三〇二号室からのみ小さな明かりが漏れていた。私はその薄明りの主を知らなかった。たいがいの住人は顔見知りのはずだったが、三〇二号という部屋番号すら、不思議と聞き覚えがなかった。

私は同階で唯一私以外に明かりを灯すその部屋に興味を持った。大学の講義のないこの時期にここに留まり、夜通し起きている未知の住人とはいったい誰だ。妙に気になった。

私は足を忍ばせながら暗い廊下を歩き、三〇二号室のドアの前に立った。ドアの隙間からは淡い黄色の光とともに、軽快なジャズ・ピアノの旋律が微かに漏れ出ていた。バド・パウエルの「ティー・フォー・トゥー」か何かだ。しかし流れるようなそのリズムに混じって、男女の会話をする声が途切れ途切れに聞き取れた。

「○×うんうん▲□だから……、&$#%じゃないかオイ、この野郎!」

「@+◆*あはっ……¥◎*が#▽ってんでしょ?アンタは」

「さっきから##@、えっ!」

談笑というよりは痴話喧嘩をしているようであった。

何だ、同棲でもしているのか。邪魔しちゃいかんな。

私はノックを諦め、そっと自室に戻った。

*

それから数日後の熱帯夜。

私は自室の窓とドアを全開にして、暑さを凌ぎながらキャンバスに向かっていた。

三〇二号室のことは忘れかけていた。

私は、湧き上がるイメージを自由にキャンバスに描き、そこから浮上する新たなイメージをぶつけ、連ね、削り、壊した。そうするとまた形状や色彩が浮かび、加え、修正し、塗り重ねた。それを何度も何度も繰り返すうちに、

「今の私はこうだ」

という絵が出来上がる。そこで絵筆はいったん止まる。しかしすぐ次のキャンバスに向かう。白紙のキャンバスからまた描き始める。とっかかりは何でもいい。今浮かんだ色、形。まずそれを吐き出す。それは展開し、膨張し、破裂し、再生する。現出した色彩と形状そのものが動き回るのだ。それと私は格闘する。

ああ、このひとときに心が解放されるのだ。絵画と出会ってからの私は、以前よりずっと調子がいい。

どれくらい経っただろう。数時間か。

用を足すためにふと振り返ると、開放しているドアの入り口に、じっと佇む者がいた。

真夏だというのにちゃんちゃんこを着た大柄なその男は、黒ぶち眼鏡をかけ、張り付いた笑みを湛えながら、ウヰスキーボトルをぶら下げていた。少し前からそこに立っていたのだという。

「君が俗物の神様だと呼ばれるキムラ君だね」

つっけんどんなもの言いだ。

「絵画とは、光と闇のダンスだ」

彼はそうつぶやくと、汗でべとついた手で私にウヰスキーを勧めた。もちろん私は俗物には違いないが、神様とまで揶揄される筋合いはないのだ。だがせっかくのウヰスキーだ。断る理由もない。私はうだる暑さと生ぬるいウヰスキーのせいか、したたかに酔っぱらった。

彼はヌマタと名乗った。哲学科の四回生だが、留年を含め七年間三〇二号室にいるらしい。

「芸術とは必要悪であり、それを論理的に擁護するのが哲学の務めでもある。したがって、擁護する言葉を探しに来た」

というのが彼の風変わりな訪問理由だった。

＊

その後、ヌマタは時折深夜にふらりと現れては私の絵画を眺め、煙草を鼻孔から吐き出しながら、

「哲学的展開からすれば、その線は邪道だ」

とか、

「そこの色彩は、詭弁の幻惑に等しい」

といった難解な感想をひとしきり述べては、またスタスタと三〇二号室に帰って行った。

あるときは「緑豚のいる街景」という題名の書かれた紙片を置いていつの間にか帰っていたり、またあるときは唐突にギターを弾き始め、自作の「女川」という曲を大声で歌ったりした。

Em　Am　Dm　Am
流れの　流れの中に　男と女の　恋の泡が
Em　Am　GAm
今日もまた　大都会の中を　流れる
Em　Am　Dm　Am
たった一度の　空蝉の恋に　身を焼き尽くした　女の心
G　Am　G7Am
今は流れる　今でも流れる　女川

詞自体はありきたりな内容に思えたが、ヌマタには意外に歌唱力があった。

あまりにも真剣に唄うため、私は同棲中であろうヌマタの彼女のことを思い出し、うまくいっているのかと探りを入れてみた。ところがヌマタは突然憤慨し、黙ったまま席を立った。「緑豚のいる街景」という紙片の内容も、また私には理解不能だった。それは、ヌマタにとってみれば意味のある場所の羅列（哲学科講義室左隅　同教務室ロッカー横　図書館二階資料室　学食女子トイレ　体育館裏洗濯干し場　大学前駅改札口　ビリヤード山川一階トイレ　スーパー丸商奥　……）だったのかもしれないが、私には何の意味だか皆目見当がつかなかった。

その三日後、ヌマタは深夜十二時を過ぎた頃にひょっこりと現れた。ちゃんちゃんこではなくアロハシャツをひっかけた出で立ちで、

「外に出よう」

と言う。絵筆が少し止まりがちだったこともあり、私は夜の散歩に応じた。ヌマタの頭髪にはポマードが塗りたくられており、私は廊下を這うゴキブリの黒光りを連想した。

その日のヌマタはいつになく上機嫌だった。足取りは軽く、さも目的地があるかの

ような躍動感があった。ネオンサインを尻目に川沿いを歩き、雑草をかき分け、公園を横切り、ビールで喉を潤した。月を見ては鼻歌が自然と流れ、虫の音にはそっと近寄り耳をそばだてた。星座に関するうんちくを述べ、ポール・ゴーギャンとヴィンセント・ヴァン・ゴッホの顛末の語りには饒舌となった。

「君、知ってるかい？アルルであれだけ待ちわびていたゴーギャンの到着からたった二か月、たった二か月の共同生活で、ヴィンセントの神経は砕け散ったんだ。剃刀を持って友に切りかかろうとしたが、睨み返されるとおずおずと家に逃げ帰って、こともあろうに自分の耳を片方切り落としたんだ。ザックリとね。その耳をまた、馴染みの娼婦に届けたのさ。わかるかい、その気持ちが」

「その翌年の作品が『ひまわり』のような調子で描かれた、あの緊張と畏怖の作品『糸杉』ですね」

「その通り。サン・レミーの精神病院に入れられた後だ」

ヌマタは大きくかぶりを振って、

「いい夜だ。いい夜だ」

と何度も呟いた。私は愉悦に浸るヌマタの額の汗を見ながら、しかしまんざらでもない散歩だと思った。

会話が途切れた瞬間、私は「緑豚」について尋ねてみた。唐突だったかもしれない。ヌマタは一瞬興醒めな顔をしたが、声を落として次のように説明した。

「緑豚とは、太古から存在する、人間の姿をした緑色の豚のことだ。夕暮れの街角に時々出没して、人々の青い溜め息と黄色い歓声を吸い取る存在なので、色が混ざって緑色になる。そのため、人々は悲しみ過ぎず喜び過ぎず、程々に生を全うできるのだ。君の絵に緑色が多いのは、君も緑豚だからだ。君はまだ自分のことが見えていない」

睡魔が襲う頃、次第に空が白み始め、街が輪郭を帯びてきた。朝日に照らされた外壁が眩しく反射する学生寮に戻ると、ヌマタは、

「君に教えた夜を、忘れないように」

と意味深な言葉を残し、三〇二号室に帰って行った。

私は、ヌマタから教わった夜とは、そして緑豚である私とは何かについて考える前に深い眠りに落ちた。

＊

油蝉の声が蜩のそれに変わる頃、学生寮の住人たちが一人また一人と戻ってきた。溜まり場も活気を取り戻し始め、ひと夏の土産話に盛り上がった。

「僕には浮いた話はないが……」

と、その代わりに三〇二号室の住人のことについて聞いてみた。

三階南側の部屋に住む者がヌマタのことを知っていたが、彼は私たちの交流の話に驚愕した。ヌマタは、いつも一人で挨拶もせず、偏屈で、長期間不在となることが多いこと、そして同棲はおろか女性と付き合ったことなどあるはずがない、賭けてもいいと断言した。

そういえば学生寮の夜の廊下の照明が灯り出してからは、ヌマタが私の部屋を訪れることはなくなっていた。

どうしているだろう。私は急に不安になった。新作の小品の批評を乞いに来たという口実で、安物のワインを片手に深夜の三〇二号室を訪ねてみることにした。

三〇二号室からは、以前のように淡黄色の光とジャズの音色が漏れていた。しかし、ピアノの微かな旋律は重低音の歪んだベースのリズムに変わっており、痴話喧嘩は激化していた。

私は生唾を飲んでドアをノックした。一回目のノックで痴話喧嘩は止まり、二回目のノックで重低音の歪みは消え、ドアが急に開いた。

ヌマタがぬっと顔を出した。

彼は、ピンク色の刺繍を施したハンカチを頭に載せていた。眼鏡は外しており、口唇には紅を塗っていた。視線を落とすと、屈強そうな上半身とはかけ離れたか細い足に網タイツが穿かれていた。あまりにも奇矯な彼の姿は、私から言葉を奪うに十分だった。私はワインを眼前に掲げたまま、その場に立ち尽くしていた。

しばらくの沈黙の後、ヌマタはワインを受け取り、私を部屋に招き入れた。黒ぶち眼鏡を無造作に掛けた以外には体裁を繕おうともせず、布団のない炬燵の前にごろりと胡坐をかいた。はちきれそうなタイツの網目からは、陰毛が多数はみ出していた。部屋は予想外に整然としていたが、すえた臭いがした。本棚には膨大な書物が重ねられ、机上には書きかけの原稿用紙の束が見えた。高価なオーディオ機器には存在感があり、窓辺には見覚えのあるアロハシャツが吊られていた。ただ、壁にはこの部屋には不釣合いなほど大きな鏡が備え付けられており、炬燵の上の膨れ上がった袋からは、包装された粉薬や幾種類もの錠剤が覗いていた。そして、彼以外は誰もいなかった。

ヌマタは、

「で、どうしたの」

と小刻みに頭を揺らしながら、コークスクリューでワインの栓をすぽんと抜いた。

薬袋を手で払い退け、二つのグラスにワインを注ぎ、勢いよくその一杯を飲み干した後、たて続けに数杯空けた。

呟くような無声の口唇の動きは、漏れ出る痴話喧嘩の音声化を必死に堪えているようであり、ワインは、痴話喧嘩を外部から封じ込める赤い特効薬のように見えた。私は、新作の小品を描いたが一度見てほしいとヌマタに告げた。ヌマタは一瞬動きを止めて、鏡に映る自分を凝視していたが、

「わかんな〜い」

と甲高く叫んだ。そして、薬袋から取り出したいくつかの錠剤をがさつに口に放り込み、ぼりぼり齧りながらワインで流し込むと、ベッドに潜り込んでしまった。

＊

後期の講義が始まり、周囲はあわただしくなった。

学生寮にはいつもの活気が戻り、溜まり場にもまた賑やかで猥雑な夜が訪れるようになった。そうした喧騒にかき消されるように、ヌマタの姿も見なくなった。

三位一体の攻撃

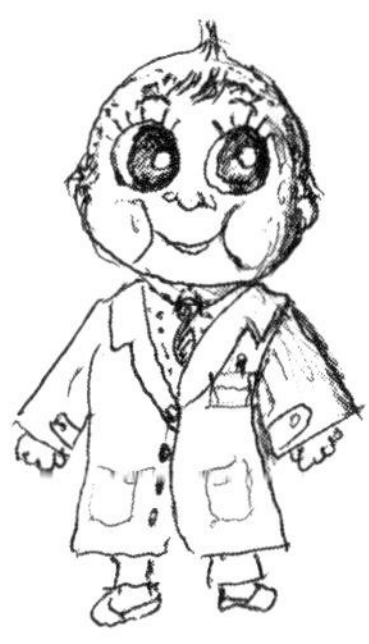

Ⅰ

かつて、Ｑｐ先生によってくだされた、キヨハル（仮名）に対するスキゾフレニアという診断は、精神科医としてのふかい専門知識や豊富な臨床経験によってみちびかれたものであろうし、もしかりに、それが鑑別には迷っていたが業務上せかされて早急につけられたものだったとしても、キヨハルはべつに診断そのものに悩んでいたわけではないのだ。

ただ、彼が主治医Ｑｐに訴えてきたことは、自分が「三位一体《さんみいったい》の攻撃」をうけているということなのであって、それはスキゾフレニアという診断があろうとなかろうと、変わりようのない事実だったのである。

Ⅱ

キヨハルによれば、「三位」とは、いやらし、はずかし、おそろし、の三つである。

その三つは、いっしょくたになって突然キヨハルをおそってくる。どうしてその三つなのかはいまだによくわからないが、その攻撃がくると、キヨハルはベッドの脇にうずくまり、耳をおさえてじっとしているしかない。

食事など食べられない。入浴も拒否する。お湯がきたないから、顔に水虫ができるのがいやだから、精液臭がするから。そういう理由をあとで看護師につたえることもある。高校生のころは、そうした不潔恐怖のために、ひと冬浴槽につからなかったことがある。今もそんな感じはなくはないが、それよりも「三位一体の攻撃」をうけているあいだは、金縛り状態で体が動かない。動かす意志も働かなくなる。人から声をかけられたりしても、それとは別の声がまとわりついてキヨハルの思考を占領し、彼はますます固まってしまう。

そのとき、胸の中が酸味の強い液体でひりひりと痛いことがあったのだが、その言葉を縮めると「酸味痛い」となるので、やっぱり「三位一体」のことなんだ、とキヨハルはすぐにぴんときた。

それを人はだじゃれというかもしれぬ。だがキヨハルはいたって真剣なのである。言葉というものは、音は同じでも別の意味をもつことが往々にしてあり、別の意味がほんらいの意味に影響をあたえたり、意味が多重性をおびてきたり、場合によっては知らぬまに別の意味にすりかわってしまっていることさえある。そこにキヨハルは、陰謀めいた不気味さを感じるのである。

キヨハルは「三位一体の攻撃」による胸のひりひり感をたんなる逆流性食道炎としてかたづけられることには不服だ。しかしＱｐ先生は、〈ひりひりね〉と気のない返事をしながら、抗精神病薬のはいった袋の中に制酸剤をしのばせている。

Ｑｐ先生は小太りの平凡な男だが、頬はほんのり桜色をおび、いがいとまつ毛の長いつぶらな瞳をしているため、キューピー人形にちなんでＱｐ先生とよばれている。キヨハルからみれば、そのてかりかげんは道頓堀のくいだおれ人形のイメージにより近いのだが、いずれにせよＱｐ先生は透視がきくというわさもあるから、「三位」と「酸味」のすりかわりに気づかぬふりをしながら、そんなことはとっくの昔にお見通しなのかもしれない。
それどころか、そもそも「酸味一体の攻撃」が「三位一体の攻撃」となったのは、キヨハルがそのことをＱｐ先生に告白したからなのであって、「それはいってみれば三位一体の攻撃のようなものです」とキヨハルが言葉にしたその瞬間に、「のようなもの」が「三位一体」という明確な輪郭をもって、彼とＱｐ先生のあいだにたちあらわれたのである。

Ⅲ

ところで、そもそも「三位」、つまり、いやらし、はずかし、おそろし、とは具体的にどういうものだったのか。キヨハルによれば、以下のようになる。

＊

まず、いやらし。いやらしとはエッチ、エロいということ。たとえば週刊誌の写真。女性のヌード写真がいやらしい。エロ本はよう買わんのだが、いやらしい袋とじぺージは男だからどうしても開いてしまう。看護師達が息をひそめて僕の様子をうかがっている。周囲の患者の視線がまとわりつく。だがそんなことかまってらんない。たのんでおいた雑誌が手にはいるやただちにベッドにもぐりこみ、人さし指をペーパーナイフのようにしてとじ目を一気にやぶりあげ開封する。ああ早くみたい早くみたい。僕はなんてスケベーなんだ。お前はなんていやらしい。おお、ずんべらぼんのキヨハルはまっこていやらしか。

おおいやらしかと感じる自分がとてもはずかしくなる。羞恥心で耳まで紅潮してしまう。破廉恥なお前がはずかしい、こっちまではずかしくなるよキヨハル君とささやかれる。そんなこんながはずかし。はずかしくなると動悸がして胸が痛くなる。聴診器で調べてもどこも悪くないとQｐ先生はいう。陰茎も動悸するがそれはQｐ先生にもみせたことはない。聴診器が乳輪にあたる瞬間に感じたこともある。だがそうしたことははずかしのせいであって、僕のせいではない。

いやらし、はずかしは恐怖とともにある。背中に未完成の刺青のはいった男が僕のいやらし、はずかしを罵倒する。週刊誌をとりあげ、汗をしたたらせながら僕をなぶりものにする。なんか文句あるんかい、しばきたおすぞわれ。僕は怒張したまま屈辱的な目にあわされる自分自身を遠目からみる。刺青の男は、いつのまにか大きなマスクで口を隠した女性看護師にすりかわっている。点滴の針が腕の静脈にすーっと挿入される。ちゃんと食べはらしまへんさかいこうなるんどすえキヨハルはんは。恐怖と怒張、尿失禁。ああ堪忍どすえ堪忍どすえもうしまへんさかい。絶頂恐怖尿と絶望怒張失禁。それがおそろし。

＊

そのいやらし、はずかし、おそろしが、腹からわきでていると感じることもあった。しかしそう感じた瞬間には、すでにキヨハルの腹の内は完全に世間に知れわたっていた。

Ｑｐ先生は、〈そりゃ思考伝播だ〉としたり顔で症候学的位置づけをしたが、キヨハルは納得できない。口にはじまって肛門へとおわる消化器系は一本の長い管であり、体内にありながらその両端は外へと開いている。それは、腹の内が物理的には大気とつながっているということだから、心理的には世間とつながっていてもおかしくないじゃないか。〈まあ、世間なんて腹のさぐりあいやしね〉というのが、Ｑｐ先生の返事だった。

Ⅳ

いつからかキヨハルの直感が確信にかわったこともある。それは、じつは自分は神なのだ、ということである。しかもその神は、十字架にはりつけられたイエス、串刺しにされたブッダ、ホルマリンづけにされた宇宙人のような存在なのだ。

それらは「絶頂にして絶望ですねん」という共通信号を発している。絶頂の中に絶望があり、絶望の中に絶頂がひそんでいる。キヨハルはそう感じるし、いにしえの神々の声がそう伝えてくる。

それは良いときも悪いときもあるという意味ではない。絶頂と絶望は紙一重というか紙の表裏そのもの、いやメビウスの帯なのだ。晴れだといい気分になる、というのはよくある話だが、いい気分だと晴れる、という現象もキヨハルにとってはただしい。天気なんて気分次第である。だから、テレビのお天気キャスターのお姉さんは僕にあんなに色目を使ってくるのだし、「三位一体の攻撃」で胸がひりひりする日には、たいていい天気がくずれるのである。

キヨハルがそのことをＱｐ先生にいうと、〈でも世間のみんなもそう感じるわけやから〉と考えこんでしまった。キヨハルは、世間のことなど知ったものか、というとして思考伝播のことを思いだした。なるほど、みんな消化器系の管で大気につつぬけだったから、自分が神ならみんなも神、お天気姉さんの色目は自分の色目、大気はあなた次第なのである。そうなると、こう考えている僕の意志は君の意志でありお天気姉さんの意志でもあるから、けっきょく「個人の意志とはなんですねん」ということになる。

キヨハルが帰省すると、その晩両親はきまってすき焼きと芋焼酎を前に、思うとることなんでも話してみ、と猫なで声で話してきた。でも、こうした神とか個人の意志とかの話になると、途中からは、ああ酒臭い酒臭いとなげいて二人とも寝室にはいってしまう。彼としては思うままを話していただけであり、ただ圧倒的実感や直感が先行していて理論的裏づけがおいついていないだけだったのだが。眠れなくなったキヨハルは、鍋の底にへばりついた糸こんにゃくをつまみに芋焼酎をあおりながら、一人夜があけるのをまった。

そんな両親ももうこの世にはおらず、いまやキヨハルは天涯孤独だ。

V

「三位一体の攻撃」の深刻なものは昔は年に数回あり、いったんはじまりだせばキヨハルは一ヵ月以上石のようになっていた。そのためか左膝は今でも少しまがったまま、まっすぐにはのばせない状態にある。しかし最近では、桜の時期をやりすごせばそれ以外で石が長期化することはなく、かわりに数日間の攻撃が小きざみにキヨハルをおそうようになった。

その変化をＱｐ先生は〈薬物療法が奏効して、昏迷が亜昏迷に軽症化したのだ〉と自慢げに説明するが、軽症化したのはキヨハルがＱｐ先生の自画自賛におもしろみをいだき、その脳天気ぶりをゆるせるようになってからのことなのである。つまりキヨハルからすれば、薬に科学的な効能はあるにせよ、脳細胞はそう計算どおりには反応してくれないということなのだ。

それにしてもＱｐ先生の自画自賛はどこまでが本心でどこからが冗談なのか、とキヨハルは悩む。用意周到な作戦にもみえるし、逆説的な自己防衛にすぎないようにもきこえる。治療的配慮かと感じいるときもあれば、あきらかに二日酔いの戯言にちがいないときもある。極端な話、Ｑｐ先生が患者で僕が主治医ではないか、と感じることさえある。病んでいるのはＱｐ先生のほうであって、キヨハルが身がわりにＱｐ先生の病をうけおい、消化器系の管をとおして薬を飲んで治療してあげているのではないか。だからＱｐ先生はあんなにも天真爛漫でお茶目にいられるのだ、と。

そういえば、かつてキヨハルが拒薬のひどかったときに、Ｑｐ先生にむかって、「そんなに薬を飲ませたいんだったら、まずあんたが飲んでみろよ」と食ってかかったことがある。するとＱｐ先生は目をぱちくりさせながら、〈だって薬を飲んでしまうと、僕の病気がほんとうに治ってしまうやん〉と逆切れしたようにいう。思わずどういうことかと問いなおすと、〈病気が治ってしまえば、僕の妄想もなくなってしまう。そしたら、こうして白衣をきて、診察をしたり、薬を処方することもできへんようになってしまう。君の主治医もできんようになってまうやんか〉と真剣な表情をしていったのである。

つまり、Ｑｐ先生は、じつは自分が精神科医であるという妄想をもっている患者で、その妄想世界の中で長年精神科医の仕事を続けているというのだ。ほかの先生も看護師も事務職員もみんなそのことは了解ずみで、Ｑｐ先生がかかわる患者の主治医は別にちゃんといて、処方箋もあとでさりげなく書きかえられていると。キヨハルは、「んなことあるかい」と思いながらもＱｐ先生のまじっぽい話しぶりにはちょっとぞっとした。そのあと、なんだかじわーっと笑えてきて、肩の力もぬけて拒薬する気がなくなったのである。

Ⅵ

Qp先生の診療は、彼がキヨハルにスキゾフレニアという診断をくだしたころにくらべると、良くいえば大胆かつ繊細、悪くいえばいいかげんかつ狡猾に変貌していった。

それはまあキヨハルとの関係でいえば、長年のつきあいでおたがいが慣れっこになったからというのが妥当な線だろう。Qp先生自身としては、精神科臨床で濃厚かつクリーミーな歳月をのりこえてきた、百戦錬磨の証しだと思っているかもしれないが、それはただ単に、この世の中をささやかに生きてきて、それなりに年をとり、それなりにくたびれ、それなりにずるがしこくなった結果だといえなくもない。キヨハルはそんなQp先生を頼りにし、Qp先生という小窓をとおして社会をのぞいてきた。そのおかげもあって、いまのようにそれなりに回復できたのだ。
しかしな、とキヨハルは考える。もしあのとき、Ｑｐ先生に出会わず精神科医療もうけていなかったとしたら、自分はどうなっていただろう。「三位一体の攻撃」にこれこそ手も足もでず、石像のようになっていただろうか。それともまったくべつの展開がおとずれ、「三位一体の攻撃」も消滅していただろうかと。〈過去のことについての仮定論にはこたえようがないね〉とＱｐ先生はかわすが、それでもやはりキヨハルは考えてしまう。ひょっとして、精神科医療なんかうけていなくても、いまとそれほど変わらなかったんじゃないか、なんて。そんなことをいうとＱｐ先生が涙目になってしまいそうなので、いわずにいるのだが。

付：「精神科医にとっての診断とは」というテーマをうけて、頭に浮かんだいくつかの臨床例をもとに、そこで語られた生の言葉を織り込みながら、筆者なりに再構成してみたものが以上の話です。

金曜日の昼さがり、スーパー銭湯

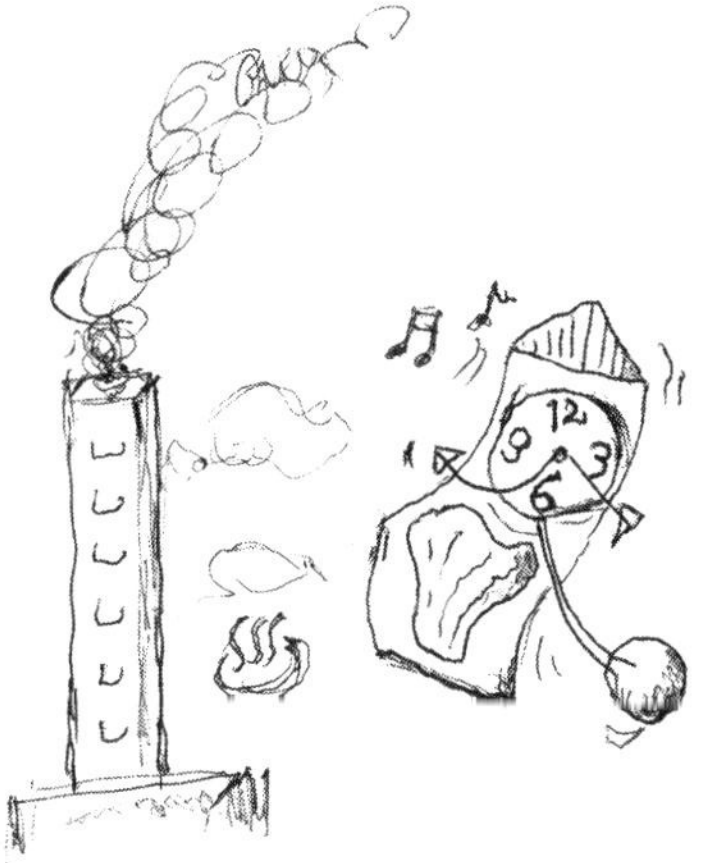

♨

毎週金曜日は、Ｔ診療所の外来診療の日である。縁あって十年ほど前から週一回の午前診をさせてもらうようになり、数年前からは夜診にも加わるようになった。

Ｔ診療所までは自宅からＪＲと地下鉄を乗りついで二時間弱の距離にある。普段の生活が車主体と怠惰なので、着く頃には足腰がもうへろへろになってしまっている。金曜日がくるたびに、いやでも基礎体力のなさを思い知らされる。

診療時間は基本的には午前診が九時〜十二時半、夜診が十六時〜十九時半である。パート・タイマーである私には、午前診と夜診の間に数時間の空きができる。私はその時間帯を外で過ごすことにしているのだが、その数時間をうめるのが意外と難しいのだ。

昼食は牛丼屋か中華飯店の定食ですませるとして、その後書店にいったり、喫茶店で読書をしたり、美術館にいったりした。バッティング・センターで白球を打ちかえす元気な時期もあった。猥雑な繁華街をぶらついてみたりもした。

だが体の衰えを実感するようになったこのごろでは、夜診のためになるべくエネルギーを温存し、目も休め、できれば仮眠もとっておきたいと考えるようになった。そして結局いきついた先が、ざっと汗を流したあと無料休憩室のリクライニング・シートの背もたれを倒してしばしうたた寝ができる、スーパー銭湯Y湯だったのである。

♨♨

金曜日の昼さがり。Y湯はそれなりににぎわいをみせている。

地下鉄をK駅でおり、そこから北西へしばらく歩くと、空へと突きでた白い煙突がみえてくる。海風にのってか黒糖のこげたような臭いもただよってくる。さらに北西へと信号をわたると古い町工場が集まった区域にはいる。その一画にY湯がある。

がらんと広い駐車場の入口近くになると、〝天然湧出温泉〟などと書かれたのぼりが数本風にゆれている。それが多少の目印にはなるが、のぼりの布はくたびれ、赤い温泉マークも少し色あせてみえる。新たな顧客獲得をめざして躍起になっているふうではない。

客層は高齢者が多数をしめている。その過半数がマイ・タオルやマイ・シャンプー、マイ・リンスのはいった入浴セット持参の常連客である。入浴セットとまではいかないが、私のリュックサックの中にも手ぬぐいとバスタオルがはいっている。私は五十代なかばだが、最も若い客層にはいると思う。

脱衣場のどこかからピアノの流れるような旋律が聞こえてくる。それとともに、トランペットの弾んだ音やドラムの軽快なバチさばきが、絶妙のタイミングで耳に飛びこんでくる。どうしてこんな小洒落たジャズがこの銭湯のこの時間帯のＢＧＭになっているのだろう。昭和のムード歌謡とか演歌じゃないのか。ラジオの有線放送かもしれないが。

ミスマッチだよなと苦笑しながら、私も他の客と同じように衣服をぬいでロッカーにほうりこむ。ズボンをぬぐとき私の足がおっととよろめく。ももひきをぬぐ隣の老人の足もよっととよろめく。しわがれ声とだみ声の世間話のやりとりがあーだこーだとひびく。白いひげの男が鏡の前で臀部をふりながら背中をふいている。血色のいい丸坊主が腹部をゆらしながら闊歩している。

おっととよっと、あーだこーだ。おしりをふりふり、おなかをゆさゆさ。

それらが四拍子だか八拍子だかのリズムとなって、いい塩梅にジャズの音色にとけこんで、まるで脱衣場全体がスイングしているように感じられだす。壁時計の針まで踊っている。そんな錯覚にとらわれる。

♨♨♨

手ぬぐいを肩にひっかけて浴場にはいる。洗い場の隅のほうに腰かける。たるんだ顔が鏡にうつる。そなえつけのリンス・イン・シャンプーで、薄くなった頭髪をかきまわす。

右隣とその隣の初老同士の会話が耳にはいる。髪を洗いながら右隣りの人をちらりとみると、左上下肢がやせ細っていて動きも悪い。右隣の隣が右隣に話しかけている。

「朝から手が握りにくい思とったんや。そしたら急に歩けんようになって、救急車や。のう、そっちの手、おたくもやっぱり脳梗塞か」

「いや。脳出血」

「出血？　そしたらあれか、頭の血管きれたんか」

「現場でおちた。足すべらして。五階から」

「おっとろし」

右隣の隣の声がやたらと大きい。ボディー・ソープの液を手ぬぐいにたらし、膝の上で泡だてる。銭湯だとなぜこんなによく泡がたつのだろう。

「ここにはようくるんか」

「月、水、金」

「わしも通おう思てな。リハビリかねてな。いや、足がまだちょっと動きにくいねん。おたくはどのくらいになんの」

「十年くらい」

「ふえ。そりゃご苦労さん」

こうしたたぐいの会話は以前からあるにはあった。おたがいが自分のわずらっている病気について披露しあう会話だ。まあ温泉は湯治場でもあるし、裸のつきあいの場でもあるから病気の話題が多いのはわかるが、それにしても最近ではあちこちで、あけっぴろげに話されるようになった。ひと昔前ならもう少し限られた場所で、ひかえめに、ひそやかにかわされていたような気もするのだが。

病気とまではいかずとも、「もうこの歳ですから」、「歳には勝てまへんわ」といった老齢にからんだ言葉や、「ぼちぼちおむかえや」、「どうせなら死ぬときはぽっくりいきたいもんや」という往生際を意識した表現も、ここでは一つの社交辞令として、あるいは世間話の延長線上のものとして飛びかう。

それらをひっくるめていえば〝老病死〟の話である。〝老病死〟とは、誰もさけて通ることのできない人間の苦悩と不安の根源的テーマだ。そんなテーマの話がすぐ身近に、頻繁に聞こえてくるのである。私の耳のほうが〝老病死〟に敏感になり始めているというのもあろう。五十代なんてまだまだ若いよ。そんな声も聞こえてきそうだ。それもふくめて、この国が未曾有の超高齢社会にあるということなのだろう。

♨♨♨♨

洗いを終えると、私は屋外へでて露天風呂につかる。

ここは源泉かけ流しの湯であり、湯量は豊富である。内湯と露天風呂があり、打たせ湯、ジェットバス、サウナなど、スーパー銭湯としての設備はそろっている。ものめずらしかったころはそれらすべてをひと通り巡ったものだが、今は露天風呂にだけはいる。

足をのばしながらそれとなく周囲をみわたす。湯けむりと近視のせいもあって、視野全体がかすんでみえる。トドのようなかたまりが、長椅子や岩盤の上でかすかにうごめいている。

目をつぶり、なにも考えず、ゆったりとすごす。いつもそう心がけるのだが、いつの間にか午前診のことが頭にうかんでしまっている。

…「毎日食っちゃ寝食っちゃ寝のくりかえしで、正直生きててもしゃあない」という七十代の男性。「死ぬ前に何人か道連れにしたろか」といいはなって数年が経過した。資産家の家に生まれたがギャンブルで財産を食いつぶし、逃げるようにしてこの町にたどりついた。郷里に帰る気はもうない。最近になって熱をおびたようにホロコーストや空海の話をしてくるようになった。どう思うかと聞かれてもちょっと困るのだが、〈生や死について悩み続ける姿が修行僧、いや哲学者にみえなくもない〉とのべると、彼は少しだけ相好をくずしたあと、いつもの気難しい顔にもどる。

…「家には在宅酸素をやってる義理の父がいます。施設にはいってる姑のところにも行かないといけないし。私にばっかりおしつけて、誰も協力してくれない。もういっぱいいっぱいなのに」と涙のあふれる五十代の主婦。化粧をしているが、顔全体がくすんでみえる。遠くに嫁いだ娘と孫からの電話が唯一の楽しみだったが、今はそれも億劫だという。抑うつ気分、悲観的観念、意欲低下、睡眠障害などと症状をならべてみても彼女のとりまく環境がかわるわけではない。「どうせなら、血のつながった親の面倒をみたかった」としぼりだすように語る。義父母とも介護認定はうけているのでケアプランの再検討が喫緊の課題だが、それだけでは済まぬ〝嫁〟という立場の心理的負担が重い。

…「外でトイレにいけへん私の気持ちがわかる？　誰が使ったかわからへんのに、きたない思うたら絶対無理やねん」とうったえる三十代後半の未婚女性。いくどかの転医歴があり精神科なれしている印象がある。初発は中学生のときなので、病歴は二十年以上になる。ディスポの手袋を使うとか、便座に紙を敷くなどとありきたりな提案をしても、「でも、ぽたんと（排便）したときに、はねかえった水がお尻についたらどうするのよ！」とかえされてしまう。〈便器の中にたくさん紙を敷きつめれば、はねかえらない〉と正解をひねりだしたつもりだが、「それで便器がつまったら最悪じゃん」と簡単に却下される。そして話が煮つまると「キムタクががんばれっていったらがんばれるねんけど」という締めの言葉が彼女からでて、診察が終了する。

…などなど。

♨♨♨♨♨

のぼせる前に浴場をでて、脱衣場にもどる。

出入り口に敷いてあるマットの上で、腰の曲がったかなり高齢の人が裸のまま足ぶみをしている。顔から肩にかけてシャンプーがのこっている。「ばあさんは…」とつぶやいている。ロッカー・キーをもっていない。ぬき忘れたまま浴場にはいったようだ。おまけに自分のロッカーの場所も忘れてしまっている。

私は、丸椅子にその老人をすわらせて私のバスタオルを上半身にかぶせ、そこで動かず待っているようにいうと、受付にいってことの次第を話す。しばらくすると従業員がやってきて、手なれた調子でロッカーをさがしてまわる。みつかった。老人はなにごともなかったかのように服をきると、ジャズのＢＧＭを背にそろそろとでていく。

丸椅子の上には、半分ずり落ちた私のバスタオルが所在なげにうち捨てられている。

髪を乾かすためにパウダー・ルームにいく。恰幅のいい先客が中央に陣どって扇風機をひとりじめにしている。耳掃除につかった綿棒が五本、洗面台の前に等間隔にならべられている。その前で丹念に右脇腹に薬用クリームをぬっている。

脇腹といえば、私は帯状疱疹後の皮膚の疼痛を執拗にうったえていた六十代の患者のことを思いだす。彼は、通常の湯の温度だと脇腹がひりひりと痛くてとても入浴できないので、冬でもぬるいシャワー浴しかできずに数年が経過していた。その彼が被災地のボランティア活動に参加して一ヵ月して帰ってきたとき、脇腹の疼痛は嘘のように消失し、湯にもつかれるようになっていた。だが、そのかわりに彼は閉所空間にいると強い恐怖をいだくようになった。もし浴室にいるときに緊急事態がおきて閉じこめられてしまったらどうしよう。そう思うと恐ろしくなり、入浴の際には冬でも必ず浴室のドアを全開にし、ベランダの窓も開けっぱなしの状態ではいるようになったのだった。

ドアも窓も開けた状態。それなら露天風呂のような開放的空間ならいいんじゃないか。そう話してみると、露天風呂がいいのはすでに実証ずみだが、Y湯だと知人に出会うので気恥ずかしい、じつはそこで湯にうかぶ私の姿も目撃したことがあるのだ、と告白してくれた。私は、あおむけになったカエルのような自分の姿を想像して、赤面してしまったのをおぼえている。

♨♨♨♨♨♨

温泉効果で体が芯から温まったせいか、いったん乾かした髪が頭皮から湧きでる汗でまた湿り気をおびてくる。体重計にのったあと、その横に設置された飲水器のペダルをふむ。冷水が勢いよく飛びだす。それをもらさず口腔内にうけとめて、ごくごくと飲む。H_2Oが体中にしみわたる感触が心地よい。

リュックサックに手ぬぐいとバスタオルをつめこみ、受付をでて無料休憩所にはいる。テレビつきのリクライニング・シートは三つの席が四列、合計十二席あるのだが、八席はすでにうまっている。そこに横たわっているのはもちろん高齢者ばかりで、あちこちから寝息が聞こえてくる。最前列の右端からのいびきがひどい。私は空席になっている三列目の左端にすわり、背もたれを最大限に倒す。民放テレビのバラエティー番組でも子守唄にして、しばし仮眠をとるのだ。

それにしても気になるいびきだ。そのたびごとに舌根や咽頭壁の軟部組織が強く振動するようないびき。そのいびきが続いたあと、しばらく呼吸が停止してしまう。私の席からは垂れさがった腕しかみえないが、その太さだけでも、いびきの主がかなりの肥満体であろうことは容易にわかる。閉塞型の睡眠時無呼吸症候群だ。

テレビではB級グルメの特集をやっている。お好み焼きの豚肉にイベリコ豚かなにかの高級食材をつかった、〝豪華B級グルメ〟を紹介している。なにがA級でなにがB級なのかわからなくなってくる。B級じゃない〝A級グルメ〟という言葉も聞いたことがない。そもそもA級、B級の定義はなんであったか。そういえばC級やD級もしらない。AもCもDもよくわからない。だけどもB級、ともあれB級、みんなでB

級、深く考えずにB級。と、そんなことより仮眠をとらなければ。

私は目を閉じてミイラのように両手を胸で交差させ、じっと動かないでいる。動かないでいると、運がよければいびきやテレビの笑い声といった雑音は次第に遠のき、体がしびれてまぶたが重くなる。そして私の意識は不鮮明となる。

zzz

夕日に照らされた海。オレンジ色の砂浜に、よせてはかえす半透明の波。海岸ぞいには、地中海風の古びたリゾートホテルが建ちならんでいる。路地にはいると、電飾の派手な海鮮レストランや提灯のぶらさがった土産物店があるが、看板の文字はどれもヒエログリフなので読みとれない。

ここだろう、と思いながら白い外壁のホテルにはいる。スチール製の事務机をならべただけの殺風景なフロントに、〝麗子像〟(岸田劉生筆の一連の肖像画)に似た双子の女性が立っている。待ちわびたわ、とでもいいたげに髪の長いほうの女性が私に一瞥をくれ、短いほうの女性が白衣をほうり投げてくる。えっ、白衣?

コンクリートむき出しの壁と天井にかこまれた廊下をすすみ、狭い階段をおりる。あちこちに廊下や階段があって私は迷子になる。私は隔離室をさがしている。ということは、ここは精神科病院なんだ。ふいに屈強そうな祭り姿の男達が、泣きさけぶ若い男の両脇をかかえながら連れていくところに遭遇する。なぜ連れていくのだと制止しようとすると、ひょっとこのお面をかぶった祭り姿のひとりが、おまえが遅いからだ！と私を突き飛ばし、よいやさーよいやさーと通りすぎる。

背中に滝のような汗が流れおちる。ふりかえってみたが、そこにはもう誰もいない。

♨♨♨♨♨♨♨

二十分ほど眠っていた。

意識がはっきりしてくるにつれ、ここがY湯の休憩所で、私はそのリクライニング・シートに横たわっていたのだという現実認識がもどってくる。テレビ画面は〝豪華B級グルメ〟から芸能ニュースにかわっており、いびきの主はすでに席を立っている。

いつもではないが、私はこの金曜日の昼さがりの仮眠中に夢をみる。夢といっても、どこか普段の臨床の仕事がデフォルメされてもりこまれたような、そんな夢のない夢になっている。目がさめて、ああ夢でよかったとほっとする。いやな夢と現実の落差を実感すること。そこにある種の浄化作用があるのかもしれない。

さてと。

私はリクライニング・シートの背もたれをもとにもどし、靴下をはいてテレビを消すと、よっこらしょっと立ちあがる。壁時計は十五時半をさしている。いつもの時間だ。徒歩と地下鉄の時間を計算すれば、十六時には診療所につく。夜診開始の時刻だ。

Y湯の正面玄関をでる。小雨でもふったのだろう。少しぬれた駐車場のアスファルトに、陽光が反射している。白い煙突のむこうには晴れ間がみえる。古い工場の集まった街なみが、いつもより黄金色にかがやいてみえる。

道路沿いの歩道を、背中のまるまった小柄な老婦が杖をついて一歩ずつ歩いてくる。

ジャズのＢＧＭがかすかに耳に残っている。私は、すれちがいざま老婦とぶつからぬよう小さくサイドステップをふむと、背中のリュックサックをゆらしながら地下鉄の駅へとむかう。

たんこぶができた話

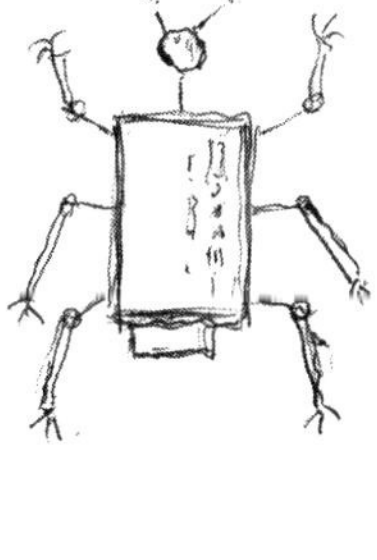

I

歩いていて、おでこをぶつけた。

朝のラッシュアワーの駅前、乗りかえで地下入口までの歩道をすこし急ぎ足で歩いていたときのことである。二日酔いとか寝ぼけていたわけではない。むしろいつもより冷気が心地よく、気分は爽快だと感じる通勤途中だった。

とつぜんごん！という音とともに左前頭部に衝撃が走った。一瞬目の前が暗くなり、小さな星が舞った。なにがおこったのか、それを把握するのにしばらく時間がかかった。額を左手でおさえながら障壁の正体を右手でさぐると、冷たく硬い柱が私の行く手をはばんでいた。

なぜこんなところに柱が、と思いつつ、それよりも出血はないか、視野はだいじょうぶか、吐き気はないか、手足はしびれてないか、呼吸は問題ないか、意識は落ちてきていないかといった頭部打撲のダメージのほどが気になった。眼鏡をはずしてみたが、レンズの破損やフレームのゆがみはなかった。左手に血はついておらず、さわった感じでも前額部に裂傷はない。視野は正常であり、嘔気、手足のしびれもなく、呼吸は正常、意識も清明だ。たいした打僕じゃないじゃないかと自分にいいきかせる。

しかしこの柱はいったいなんなのだ。いつもの歩道じゃなかったことは確かだ。ちょうど駅前周辺は大規模な工事をやっている最中で、歩道の工事側は鉄板の壁で養生がなされ、道幅もいつもの三分の一程度にせばまっており、進路がくねっているところもあった。だから普段ならごく端っこにあって邪魔にならない柱が、通路にはみでて屹立《きつりつ》したような形になってしまっていたのかもしれない。

とはいえ通行人のほとんどはこの柱にぶつかるわけではないだろうから、私の前方不注意だったのだ。というのも、そのとき向こうからキャリーバックを引いた外国人男性三人組がならんで歩いてきたので、私は道をあけるつもりでわきに寄ったのだ。その均整のとれた細身の体型や肌の色、民族風の服装からアフリカ系の訪日客だろうと直感したが、どこの国からきたのかまでは同定できない。団体旅行客のようなうわついた表情ではない。通勤中の日本人の群れに険しいまなざしを送っている。観光でないとすれば、ビジネスで来日したのか。国際競技への参加か、布教活動か、政治目的か。それとも特別な何かの事件を追っているのか、追われているのか。そんな不穏当な想像が展開しかけた矢先だった。ごん！

まあしかし幸いにも出血はしてないし、地下にあるドラッグストアで熱さまシートでも手にいれてと歩きはじめたとたん、左手でおさえていた左前頭部がみるみるふくらんできた。たんこぶとはそういうものかもしれないが、経験上そうよぶにはあまりにも隆起し、このままだと角がはえてくるんじゃないか思えるほどのたんこぶになった。頭蓋骨の上を走る静脈系の枝が切れたのか。あるいは細くとも動脈系からの皮下血腫だとすれば、こめかみで不気味に拍動している浅側頭動脈ともつながる血管の損傷になるわけだから、出血の勢いはそう簡単にはとめられないだろう。これは早く冷やさねば。

私はあふれかえる人波をかきわけるように地下道を歩き、ドラッグストアにかけこんだ。店員にはたんこぶの経緯についてのこまかい説明はせず、とにかくおでこを冷やしたいので熱さまシートかなにかがほしいと訴えた。だがその店員はすこし考えたあと、そういった商品は出た熱をとるだけなので、今だったら水道水で冷やすのが一番だといい、ハンドタオルをすすめてきた。彼の白いマスクと白髪とずんぐりとした白衣姿が氷上のシロクマを連想させた。だからというわけではないが、たしかに寒い冬の水道水はいいかもしれないと思った。顔を洗うのをためらうほどの冷たさなので、冷却には好都合だ。私はハンドタオルを購入し（リュックサックのなかに手ぬぐいを詰めこんでいたことはすっかり忘れていた）、地下鉄改札口のすぐそばのトイレへと急いだ。

鏡にうつった左前額部にはやはりこれといった裂傷はなかったが、ただ異様に緊満した箇所の表皮がぴちぴちに張っていた。水道水にひたしたハンドタオルをそこにあてると、じんじんとした鈍い痛みが走った。どこかの救急外来に受診するという選択肢もあったが、これからむかう先自体が診療所（非常勤先）なので、まずはそこまでたどりついてから次の手を考えようと思った。診療所までいけば医療スタッフもソーシャルワーカーもいるから急に調子が悪くなっても安心だし、だいじょうぶそうならそのまま本日の仕事をやり終えられるかもしれない。

こんなときに携帯電話かスマートフォンでもあればもう誰かにSOSを発信しているのだろうが、私はいまだそういう機器を持ったことがない。世界的な情報化社会にあって日本独自の進化をとげた携帯電話をガラケー（ガラパゴス携帯）とよぶらしいが、その情報機器もたずさえず街をただよっている私は、進化もせずに時代にとり残された絶滅危惧種に思えてしまう。しかしいつでも調べられてどこでもつながっているという状況に慣れすぎると、それなしにはすごせないという心理依存におちいりそうだし、情報収集とか検索行為にばかり時間を奪われていると、自分の足で動き自分の鼻で嗅ぎつけるような野生的思考が萎えてしまう気がする。まあそんな負け惜しみよりも今問題なのは私のおでこなのだ。

すべりこんだ地下鉄の車内で、周囲の視線がいっせいに私と私のおでこにむかっているように感じた。もちろん私はその視線をじっくりと確認したわけではないので、そういう気配を私が勝手に感知しただけかもしれない。つまりその視線はたんこぶに動転した私の自意識過剰がつくりだした幻の視線かもしれないのであって、朝っぱらからおでこを冷やしている初老男の姿に興味をもつ人間など誰もいないであろう。

Ⅲ

診療所についた私は真っ先に看護詰所にかけこんだ。診療開始数分前だった。いつものように診察前に血圧測定をしている患者さんに、たぶんひきつった笑顔をかえしながら、私は看護師にたんこぶをみてもらい、とにかく冷やせるものを持ってきてもらうことにした。

アイスノンをあててみたが、たんこぶのところにうまくフィットせず、ごつごつとした感触が患部には刺激となり、かえって炎症を助長させてしまうように感じられた。熱さまシートも用意してもらったが、どの程度の冷却力かをためす間もなく、たんこぶの曲面からシートがぺろんとはがれおちてしまう。私は氷入りの水をボウルに入れてもらい、その冷水で濡らしたハンドタオルをおでこにあてながら仕事をはじめることにした。

こんな姿で患者さんに対峙するのはもちろんはじめてのことだった。それは、医師という立場で日頃から健康管理の重要性について説いているその者が、自らの管理の杜撰さをこれ以上ない証拠とともに曝してしまう失態に相違なかった。だが、その時はそんなことには思いつきもせず、ただ、今のところ私の脳は正常に機能しており手足も普通に動くし目もみえるので、なんとか本日の診療をやり通せないだろうかということばかりを考えていた。

診察は基本的には予約診で、そのほとんどは再来患者さんだった。一番目の患者さんからさっそく「どないしはったん」とたずねられた。私は、さきほど通勤途中の駅前で電柱にぶつけたところなのだが、たぶん大丈夫であることを簡単に話し、〈ご心配おかけして〉とひとことくわえた。むろん診察はそれで終わるわけではなく、そこから患者さんの訴えや日常生活ぶりの話がしばらく続き、最後に「じゃ先生もおだいじに」という普段とは立場の逆転したひと声をかけられて一人目の診察が終了した。

その後、私の左前額部のことにふれずに診察を終える患者さんは皆無に等しかった。入室してすぐに反応をみせる人もいれば、診察の途中で「どうも気になるんですが」と自分のことのように額に手をあてながらたずねてくる人、診察の終わりに手紙の追伸のように「ところでそのお岩さんのようなおでこは」と聞いてくる人もいた。私は、そのつど一番目の患者さんへの説明と同様の説明をくりかえさなければならなかった。それはまあ当然のことである。患者さんの側からすれば、おのおのが診察室に入ってはじめて私のこの姿に対面することになるわけだから。それに、いちいちの説明が面倒くさいからといって、待合室の全員にむかって〈実はこのたび私のおでこが…〉などとおおっぴらに発表するような案件ではない。ただ、午前診も後半になってくると、待合室での患者どうしの情報交換が一部でひろがったためか、さほど説明をしなくてもすむケースもみられた。

Ⅳ

たんこぶは、その日の夜にはすこし腫れが引きはじめている感じがした。もしかしたらこのまま目立たなくなって、あすの朝にはすっかり消失してるんじゃないか、そんな非現実的で願望充足的な期待を口にしてみたが、「そのうち目のまわりがパンダみたいになるから」という家人の冷静なひとことによって、そのおもいははかなくも崩れさった。

常勤先の精神科病院では、左前額部のことは同情と好奇の目をもってむかえられた。もしかしたら嘲笑や憐みの声のほうが多かったのかもしれない。だがそういった声は直接当事者本人の耳には入りにくいものなのでよくわからないし、穿鑿《せんさく》してもなんの生産性もない。

私のプライベートをよく知る男性看護師達からは、「野球のほう」とか「あっちのほう」で怪我をしたんじゃないかと本気で疑われた。「野球のほう」とは、私は草野球チームに長年所属（選手兼監督という名目だが、もちろん試合中サインをだすわけでもなく、また出場機会もほとんどなくなった）しているので、その練習中に球にでも当たったたんじゃないかということであり、「あっちのほう」とは、酒を飲みすぎてひっくり返った拍子にどこかでぶつけたんじゃないかということである。いずれにせよさえない話なのだが、いわれた私自身もさもありなんと思えることであり、そのほうがずっと安心できる話だったような気がする。だいたい大の大人が朝の通勤途中に柱にぶつかり、これほどまでにおでこを脹らすなんてことは、さすがに信じがたいというか異変のはじまりというか、今後の臨床経過が危ぶまれる事態なのである。

家人の予言どおり、お岩さんのようなおでこの皮下血腫はその腫脹の軽減とともに、重力にしたがって左顔面の下方へと降りていった。すなわち、左前額部のつぎには左上眼瞼を紫色に腫らし、そのあと左眼窩周囲に停留して、目のまわりをパンダのように黒紫色に染めあげた。それはストレートパンチをまともにくらってKOされたボクサーのような、悲愴な顔面となった。

上眼瞼の紫が主体のころは、すこしでもそれを隠そうとバンドエイドやガーゼで血腫部位をおおっていたが、それが目の周囲全域におよんでからは隠すことをあきらめた。眼帯をすればかなりカバーできたが、眼帯の上から眼鏡をかけるとそちら側がうきあがって焦点があわないし、眼鏡をやめて右目だけの裸眼にするとカルテがきわめて書きづらい。かといってコンタクトレンズはしたことがないし、サングラスだとますます怪しい精神科医になってしまうだろう。けっきょくいつもどおりの眼鏡姿で、できるだけ気にしていないようにふるまっているのが一番無難なように思えた。

V

パンダのような顔はお岩さんのようなおでこより衆目を集めるようだった。普段はそこまで交流のない病院職員も、私の顔をものめずらしげにながめながら「その目どうしたんですか」と声をかけてきた。眼球自体はまったくの無傷だが額から血腫が降りてきて現在目のまわりにとどまっているのだ、と説明するのもなにか弁解っぽい感じがしたので、〈まあみてのとおりです〉とそっけなく答えたりした。

私の顔のことが病院内での小さなうわさになることくらいはいっこうに構わなかったが、その顔をみた入院患者さんのうち二名の病態が、短期間ではあるがゆらいでしまったことについては主治医として反省すべき点だった。もちろん私はこれまで風邪などで人並みに体調を崩すことはあったわけで、その際普段どおりの診察ができず迷惑をかけたことはあったが、患者さんの病態にまで影響がおよんだことはまずなかった。それだけ今回の私のパンダ顔は衝撃的で、強い不安と恐怖を惹起するものだったのだろう。以下にその二名の病態がどのようにゆらいだかについて少し記しておきたい。

＊

まず一人目は七十二歳の双極性感情障害の男性M氏である。四十三歳のときうつ状態で発病し、それ以来六回の入院歴がある。三十七歳で家族経営の会社の二代目社長となり、現在は息子が継いで本人は隠居の身である。今回は躁状態のため入院して一ヵ月がすぎ、だいぶ落ちついてきたところだった。

しかし、診察時に私の顔をみるや暴漢に殴られたものと勘違いし、「あれ？　どないしはったんや先生。殴られたんでっか！　外でかいな中でかいな。ひょっとして患者にか、ほんまでっか？　まあいわんでもええいわんでもええ、だいたいわかる。よっしゃ、若いもん呼んだるから今から会社に連絡や」などと、気分をどんどん高揚させてしまった。もちろんその誤解はすぐにとかれたのだが、強引にギアチェンジさせてしまったかのような感情の高鳴りがしばらく続いた。普段は温厚な人なのだが、躁状態になると言動も荒くなり、息子ととっくみあいの喧嘩になって顔中を腫らしたこともあった。そのときの記憶が芋ずる式に引きあげられ、M氏の閉じこめられていた息子への複雑な思いまで噴出してしまったのである。その愛憎入り乱れた感情のうねりは一週間ほど続いたあと、彼の脳裡に吸いこまれるようにすっと消えていった。

＊

もう一人は三十九歳の統合失調症の男性S氏である。彼は十八歳のとき緊迫困惑気分、幻聴が出現し他院精神科を初診して入退院をくりかえしたあと、三年前に当院に転院（治療環境を一新したほうがいいという医療者側の判断があった）してきた。それ以来当院で入院生活を続けているが、被害妄想をいだきやすいばかりか盗癖もあるので対人関係がうまくいかず、最近では自閉というより孤立傾向にあった。

S氏は、診察で私に対面する前にすでにどこかで私のパンダ顔を見知っていたようで、驚いた様子はなく、彼にしてはめずらしく笑顔をみせてきた。しかしその笑顔は柔和な感じではなく冷笑でもなく、もちろん作り笑いでもなかった。それは、よくみれば本人自身も口角をつりあげるその表情筋の動きを〝笑顔〟だとは認識していないんじゃないかと思えるような、どこか不自然なのに妙に嬉々とした笑顔だった。

彼は、「だから侵入されてるっていってたでしょ。ついに先生もやられた。ピーター・アーツのハイキック一発で沈んでもうた。屋上に宇宙船が浮かんでる。そこからどんどん宇宙人が入ってきて、頭にチップの虫を埋めこまれる。この病院ももう占領されとる」（ちなみに、ピーター・アーツとは豪快なハイキックを武器に一世を風靡した元Ｋ－１チャンピオンのことであり、彼の発病当時にはグランプリ二連覇をなしとげ人気絶頂のころだったようである）と語気を強めて語ってきた。

Ｓ氏の「宇宙人による侵略」というありふれたＳＦ的主題の妄想は、かつては幻聴や考想伝播、替え玉妄想、被影響体験が活発化するたびに熱心に語られていたが、最近ではその熱も冷め、形骸化してきている印象があった。だが今回の私のパンダ顔のせいで、その妄想が昔のように生々しく蘇ってきてしまったのである。しかも、誤解がすぐとけたＭ氏とちがって、Ｓ氏は私がどんなにことの次第を説明しても自説（というか妄想的解釈）をまげず、「ハイキックでやられたあと、先生もチップの虫埋めこまれたはずです」と私の後頭部をさわろうとしてくるのだった。彼によれば、「チップの虫」を埋められた者は後頭部にでっぱり（骨学的には外後頭隆起だと思われる）ができるので、それが証拠になるということだったが、そのときは〈ふーん、そうなんかなあ〉と返事をするにとどめた。

Ⅵ

たんこぶをつくってから一ヵ月もたつと、左目の上側の血腫はほぼ消失し、下側も下眼瞼のたるみにそった赤紫色の細い曲線がほんのすこし残る程度になった。あとは、よくみれば光の加減で左の頬全体が右にくらべてわずかに黄色味をおびていたが、それに気づいたのは私と家人くらいのものだった。

もはや私の顔をみて驚きの声をかけてくる人はおらず、その対応にとまどうこともなくなった。よくも悪くも注目されず、関心をもたれることもないいつもの平凡な日常がもどった。M氏はなにごともなかったかのように退院して実家に帰り、S氏もその妄想を語る口調に一時ほどの勢いはなくなった。ただ、私が「宇宙人にやられて頭にチップの虫を埋めこまれた」ことについては、彼の妄想内容の一部としてしっかり刻みこまれているようだった。

その後、S氏とのやりとりのなかで「チップの虫」の話がでてきたので、私は自分の後頭部を彼にみせながら〈そんな証拠はみあたらへんねんけどねえ〉といってみたことがある。というのも私の頭蓋骨の外後頭隆起はほとんどめだたないからである。

すると彼は、そんなことも知らなかったのかという表情で、「チップの虫は脳のなかを動きまわるんです。それでたいした情報がなかったら勝手にでていきよるんです。人によって差があるらしいけど、先生のは思うてたより早うでていったわ」と答えた。そしてちょっと間をおいてから、「先生がアホいうこととちゃいますよ、重要な情報はなかったということです。いや、それは宇宙人にとって」と、彼としてはめずらしくすこし動揺したような声色をみせた。しかしすぐに普段の口調にもどって、「でもチップの虫がでていった跡は頭のどっかに残るんです。蟻が土のなかからでてきたみたいな穴が」と確信にみちた口調で語った。

私は彼の話を聴いているうちに、蟻のような「チップの虫」が頭蓋内をはげしく動きまわり、あちこちにトンネルをつくっている状況が頭に浮かんだ。そのトンネルは第Ⅲ脳室や側脳室にも貫通し、複雑な網目構造をなして、最終的には頭蓋骨のどこかに開口している。その穴が「チップの虫」の出口だ。穴からは脳室から流れてきた脳脊髄液がぽたぽたとこぼれおちてしまっている。…そんな視覚的イメージがわきあがった瞬間、私は無意識にたんこぶのあった自分の左前額部を手で軽くおさえていた。もちろん、私の頭のなかのイメージがＳ氏に伝わろうはずなどないのだが、そのときだけは、なにか彼に見透かされているような気がした。

Ⅶ

あれから一年がたち、また水道水の冷たい季節がやってきた。

駅前周辺はすっかりリニューアルされて風景が変わった。大規模工事をしていた西口駅前南側は、タクシー乗り場専用のやや殺風景なスペースとなり、乗客でにぎわっていた高速バスターミナルは駅の北側に移された。それと同時に公衆便所や喫煙コーナーもあっさり撤去された。おでこをぶつけた柱もなくなった。たぶんこのあたりだったという記憶はあるのだが、今となっては正確な位置はわからない。

たんこぶの件があってから数ヵ月のあいだ、じつは私はそこの歩道は使わず、別ルートの入口から地下に降りるようにしていた。していたといっても積極的にそうしようと思ったわけではなく、体が勝手に遠のいてしまっていた。うまく表現できないが、そちらの方向に向かおうとすると、もやもやとした不快感が体全体にたちこめて、私の身体の動きを鈍らせてしまうのだった。それでも歩を進めようとすると、まるで危険信号を発するかのように、もう完治しているはずの左前額部にかすかな違和感が生じた。

だが今はもう以前のルートを歩いても体が遠のいてしまうこともなく、頭が痛むこともなくなった。ただ、「道を歩くときにはよそみをせずに前をむいて歩きましょう」という幼稚園以来の基本的注意事項を、四捨五入すれば六十歳になるこの歳になってはじめて噛みしめながら歩くようになった次第である。

イトグチの話を居酒屋で

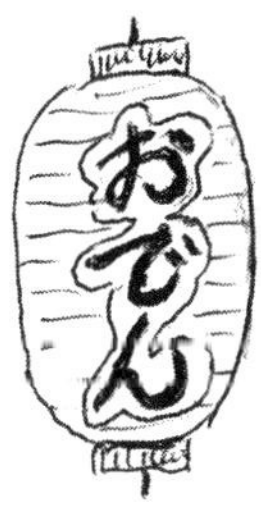

こんな話は居酒屋の片隅ででもしているのがちょうどいいのかもしれないが、もし、二〇一〇年の今「私にとってのこの一冊」と問われたら、私は照れながらも「**イトグチ**だ」と答える。

というのも**イトグチ**は、一九九一年から二〇〇九年までの私自身の精神病理関連の拙論を集め、二〇一〇年五月に出版（星和書店）したものなので、個人的には一番気になる旬の本なのだ。旬といっても今はもう十月なので、他人からすればすでに過去の本になっているのかもしれないが、私にとっては、まだほんのつい最近の本なのである。

こういう感覚は自著だから当然といえば当然なのだろうが、それ以外に、新しいつ病や発達障害、認知行動療法といった、今をときめくテーマの読みやすそうな本にまじって、統合失調症に関する時代遅れのような書きっぷりの論文集を出したのだから、少々勇気もいった。勇気もいったが、なんだかさっぱりした。

世界標準というのは決して悪いことではない。だが、あまりにそれに迎合しようとする風潮が過ぎると、私などは息がつまってしまう。標準化すること自体が目的になってしまえば、創造力は萎え、新たな個性の芽は摘みとられてしまう。その点、**イトグチ**はぱらぱらとめくってもマニュアルなどみつからないし、コンセンサスという言葉も似合わない。私の泥臭い臨床そのものなのである。そういう本があってもいいじゃないか。

ちなみに、「トウゴウシッチョウショウカイフクヘノイトグチ（統合失調症回復への糸口）」とフルネームでいうと舌をかみそうなので、私はこの本のことを短く**イトグチ**と呼んでいる。

Ⅱ

じつは、**イトグチ**は製作過程のかなり終盤までは別のタイトル、つまり「臨床でふと考える——統合失調症・収集癖・草野球」という仮題にしていた。

古い論稿の中の〝精神分裂病〟という病名は〝統合失調症〟にかえ、横文字の外人名や薬剤名は読みやすいようカタカナ表記に修正し、目次やまえがき、あとがきもそろえ、さあいよいよ出版だという段階になって、おおもとのタイトルが気になりだしたのである。

「ふと考える」というのは、本のタイトルとしては漠然としすぎてるんじゃないか。というか、「ふと」という表現がなにかここへきて妙にきどったふうに感じられる。傲慢不遜にさえみえる。名の知られた大家なら「ふと」考えたことも金言になるのだろうが、一介の民間精神科病院勤務医がいくら「ふと」考えても、「それがどうしたお疲れさま」とだれも相手にしてくれないのがオチだ。

そこで、伝えたいメッセージをもっとタイトルの中に込めるべきだと思い直した。わかりやすいストレートな題名。それが、まずはみなさんのお手にとってもらうための新参者の礼儀、誠意、情熱、あるいは上手なプレゼンテーション、はたまた基本的な商業戦略ではないのか。そんなこんなで辛抱強い編集部の方とも相談のすえ最終的につけた題名が、「統合失調症回復への糸口」だったのである。

Ⅲ

そう名づけてみると、たしかにこの本は統合失調症中心の本には違いなく、一例一例悪戦苦闘しながら、私なりに工夫したことや気づいたことを述べてきた拙論の集まりだ。

回復への糸口を細々と模索してきた軌跡。時に一筋の光明が射したと感じた、私の統合失調症臨床の小さな集大成。「統合失調症回復への糸口」――われながらいい題名だ。

表紙のデザインがまた泣けるのだ。暖かい陽射しのそそぐ市民憩いの草野球グラウンドで、のどかだが白熱した試合が展開されているこの風景。フィールド・オブ・ドリームス。希望の光が、遥かかなたの青空にみえたような。このデザインは、私からも編集部からも一切の注文がない状態で、デザイナーの人が、この本のイメージとしてスッと作ってくれたものだ。

そこに編集部の方のみごとな帯の文句が、詩のようなリズムを刻む。

カルテ記載、収集癖、

草野球・・・

臨床現場における

素朴な疑問や

些細な気づきを丹念に

検討することによって、

一人ひとりに

きめ細かに支援し、

回復につなげていく

ための小さなヒント集

なんというかっこよさだ。
「統合失調症回復への糸口」のタイトル、草野球の風景のデザイン、言葉の旋律の帯。この三位一体の絶妙な調和のとれた表紙をみていると、なぜ今までもっとちゃんと論文を書いてこなかったのだろうと中身そのものへの後悔がわきあがったが、それは後の祭りというものだ。だが、馬子にも衣装ってもんだ。

Ⅳ

こうして完成した**イトグチ**全十一章の中で、統合失調症の具体例が登場しないものが二章ある。一つは「被害妄想を呈したジル・ドゥ・ラ・トゥレット症候群の一例――症状の変遷についての精神病理的一考察――」（一三一～一五二頁、以下「ジル・ドゥ・ラ」）であり、もう一つは「臨床経過中にみられた患者の『カウンセリング』希望について」（一七五～一九七頁、以下「カウンセリング」）である。だがこの二つは、いずれも**イトグチ**にとっては外せない論稿なのだ。その理由を以下に少し触れておきたい。

まず、「ジル・ドゥ・ラ」について。この症例報告は、私が精神科医になって初めて記した論文（一九九一年）であり、当時の私の薄学ぶりがいかんなく発揮されたという点で、ある種すがすがしささえ感じる拙論だが、この中に私の統合失調症臨床、いや精神科臨床全般において、今も大切にしている基本的教え（当時の鳥取病院長・福間悦夫先生の教え）が二つ隠されている。

それは、「精神科医は一例一例のストーリー・テラーたれ」ということと、「ストーリーがわからない状況でも、今のその人となりをしっかりとつかめ」ということである。淡白にいえば時間軸に沿った縦断経過と現在の横断症状をきちんと把握しなさいということになるのだが、この論文の症例記述や、被害妄想の解釈へのこだわり（統合失調症のそれとの対比で敏感関係妄想を考察したあたり）に、その教えが色濃く反映していると自分でも思う。「ジル・ドゥ・ラ」は、私が今までで唯一、投稿前に添削をお願いした論文でもある。その際、上記の教えとともに文章を書くことの厳しさと楽しみも教わった。**イトグチ**の原点である。

次に、「カウンセリング」について。この論稿に登場する症例は、パニック障害と境界性パーソナリティ障害であり、いずれも外来症例である。今ふうの症例といってもいいかもしれない。良好な臨床経過だと感じていたので、両症例のカウンセリング希望には不意をつかれた。不意をつかれた自分のこの感覚とはなにかと考えた。そこで思い当たったのが、私の日々の仕事で主流を占める統合失調症臨床に対する慢心であった。病状が安定しているからといって、形だけの受容・支持を繰り返し、あとは投薬するだけの平板な診察になっていないか。もっと柔らかく懐の深い臨床が必要なんじゃないかと。

そういう意味では、「カウンセリング」は統合失調症の症例検討を記したものでないにもかかわらず、統合失調症臨床にもかなり意識の向けられたものであり、**イトグチ**の変化球的論稿といえるかもしれない。

「カウンセリング」を変化球とするなら、「軽躁患者との『共生生活』を契機に荒廃像の改善がみられた慢性統合失調症の2症例」（四一〜六二頁、以下「共生生活」）と「語らない破瓜病者が書いたもの—その精神病理的特徴と治療的関与について—」（六三〜八五頁、以下「語らない」）の二章は、ともに破瓜型統合失調症の精神療法的関与について私見をまっすぐ記した直球的論文であり、連作といってもいい。

掲載年は「共生生活」が一九九三年、「語らない」が一九九八年なのだが、その五年の間に私がずっとこだわり続けたもののひとつが、〝思路づけ訓練〟であった。〝思路づけ訓練〟というのは、滅裂思考、言葉のサラダにまで解体した慢性の思考形式（思路）障害に対し、丹念に言の葉を拾い、そこから患者の訴えたい（と推察される）メッセージを文節あるいは一文化して患者に投げ返し、時に復唱してもらったりしながら、少しずつ患者の思考の道筋を整えていくという関与のことである。

それは、幾多の薬物療法も奏効せず、疎通もとれにくい入院症例に対する素朴な臨床的工夫であり、現在もこうした関与は有効だと確信している。ただ、今にして思えば〝思路づけ訓練〟というネーミングがよくなかったかもしれない。〝思路づけ〟という言葉に〝餌づけ〟が想起されるかもしれないし、〝訓練〟というといかにも厳しそうである。だが、この関与は決して治療者側の一方的な押しつけではない。地道な二者関係の構築の中で、少しでも相手を深く理解しようとすれば、必然的にそうなってしかるべき配慮、心くばりに近いものなのである。

Ⅵ

心くばりが大切なのは、もちろん慢性期に限らない。「精神病後抑うつとモーニングの過程」（一五三～一七四頁、以下「モーニング」）は、まさに急性期とその後の抑うつの時期について、日頃私が考えていたことを具体的症例とともに記したものである。

急性期の、とりわけ病初期のケースでは、統合失調症の病理自体としての易刻印性が露わとなり、いわゆる易傷期にあるということを医療者側が十分わきまえておくことはいうまでもないが、それに加えて、この時期は出立主題の挫折や中断が重なっている（それ自体が発症契機ともいえるが）ことも稀ではない。その場合、患者は自分にとってとても大切なもの（こと）を諦めざるをえない事態に直面しているといえる。

それを広義の対象喪失ととらえるなら、喪失に続く心の過程としてのモーニング（悲哀）の過程は、病状経過そのものに見え隠れしながらもひそかに進んでいるはずである。精神病後抑うつと一括される臨床経過の中にそうした心理過程のうごめきがみえたなら、理解と共感をもって支えていく配慮が必要なのではないか。

あわただしく過ぎていく急性期病棟で、「時間がない」とつい雑な診療になりがちな自分への戒めとしても、ぜひ書きとめておきたかった拙論がこの「モーニング」である。

だいぶ調子にのってきたところで、いよいよ大横綱「収集癖について」（一九九～二五一頁、以下「収集癖」）を語ろうじゃないですか。「収集癖」がなぜ**イトグチ**の大横綱かって。そりゃあ、私自身が読み返したくないくらい長いからである。

イトグチ全二八八頁の中で五〇頁ほども占めるこの論文は、最初はその半分ほどのコンパクトなものだったと記憶している。「収集癖」で私が一番述べたかったことは、統合失調症者の収集癖にはその背後に疾患特異的な精神病理性が潜んでいる、という臨床的事実だった。だがそれを学術的に議論するためには、まず収集癖というものの概念を調べ上げ、丹念に整理することから始めなければならなかった。次に、病的でないと考えられる収集癖モデルを考案し、そのモデルとの対比で病的とされるさまざまな収集癖を検討した上で、最後に統合失調症に特異的な収集癖の特徴を浮き彫りにする、という論理的段階を踏む必要があると考えたのだった。

そのころ私は「収集癖」の資料を収集するために、出身大学でもない大学の医学部図書館に時間をみつけてはひとり通った。誰に頼まれたわけでもなく、誰が期待するでもない。どうしてそんな孤独で地味な作業にあれほど没頭したのか、今となっては信じられないくらいだ。だが、ほんの小さな糸口から始めた作業が五〇頁の記述になったのだから、やはり**イトグチ**の大横綱だ。点滴穿石の心意気だ。と自画自賛してはみたものの、やっぱり読んでいて途中で飛ばされそうな長さだな。

長さでいえば、「『射精恐怖』に悩み続ける統合失調症の一例」（八七〜一二九頁、以下「射精恐怖」）も引けをとらない。一例の検討でありながら四〇頁ほどもあるから大関級だ。

なぜこの論文がここまで長くなったのか。それは、症例における性器領域への被影響体験の端緒となったと思われる〝突発性射精〟の報告例は意外に少なく、統合失調症との関連で記された論文となると、（私の知り得るかぎりでは）たった二例という希少さだったので、詳細な臨床報告がいると思ったからである。

実際にはそんなに稀な現象だとは思えない。だが精神科領域では、おそらくフロイトやブロスなどの精神分析的視点からみた性的な射精体験としてとらえられたまま、特に論点ともならずに過ぎていたのだろう。しかし私は、本症例のような〝突発性射精〟はもっと非性的な生理現象として、さらりと把握されるべきだと主張してみたかったのである。そのさらりとを説明しようとして、ずいぶんくどくどと長い論文になってしまったわけだ。

まあ「収集癖」と「射精恐怖」の二つは、臨床でのほんの些細な疑問に始まって、地道に学術的な論文に仕上げたという点で、私の中では花マルの努力賞ものなのです。

Ⅷ

学術的論文とはほど遠いかもしれないが、のびのびと私見を述べたエッセイふうのものが、**イトグチ**序盤に並んでいる。すなわちそれらは、「スモーキン・ブルース」（一～一七頁、以下「スモーキン」）、「治療技法としてのカルテ記載について」（一九

〜三〇頁、以下「カルテ」)、「超音波検査室で精神科医が思ったこと」(三一〜四〇頁、以下「超音波」)の三つである。トリオ・ザ・エッセイとでも呼ぶことにしよう。

このトリオ・ザ・エッセイの序盤配列は、はじめの導入の読みやすさを考慮しての編成なのだが、確かに評判は悪くない。「思ったより読みやすくて興味深いです」といってくれる人は、たいがいこのあたりをさして話している。全章がこんな調子の話なら、もっと一般受けしたに相違ないが、そういう本を作るつもりで書いてきたわけではないので仕方がないのだ。

だが、トリオ・ザ・エッセイで描いたものは、いずれも私の臨床現場でのごく身近なことを介しての統合失調症者とのふれあいであり、そこから疎通性改善への糸口がみられたものだ。だから、ひょっとすると**イトグチ**の真髄といえるものかもしれない。

それにしても、「スモーキン」における煙草は今や排除されるべき悪者あつかいであり、「カルテ」における診療録は電子カルテに移行し、「超音波」におけるエコー検査もより精密な画像検査にとって代わられようとしている。より健康で効率的、利便性の高いものへと時代は加速している。「だがそれはいったいなんのためなのだ！」と夜空に向かって叫んでみても、くたびれた酔っ払いオヤジの遠吠えにしか聞こえないのが悔しい。

Ⅸ

こうなったら気分を変えて、ついに真打ち「草野球と統合失調症臨床」（二五三〜二七八頁、以下「草野球」）を登場させるしかない。だいたい、巷のマンガ雑誌でも一番の人気作品の主人公が表紙を飾ることを考えれば、**イトグチ**の一番人気はやっぱり「草野球」ということになる。それでいいのだ。

「草野球」には私のいろんな想いがつまっている。これを書くことになった発端は、キラ星のごとき論文集『臨床の記述と「義」』（樽味伸著、星和書店）を感心しながら読んでいた時だ。後半の〝座談会：私を変えたこの一冊〟の中で、偶然「白球礼賛」をみつけた。座談会の内容はこの本の話ではなかったが、なんともいえない懐かしい感情がこみあげてきた。昭和の最後、研修医時代をすごした東京で、私は「白球礼讃」（平出隆著、岩波新書）に登場する草野球チームに属していた。よくユニフォーム姿のまま地下鉄を乗りつぎ、球場に向かっていた。バッグの中にはグラブやスパイクとともに、車中読書用の「分裂病の精神病理」（東京大学出版会）のコピーを入れていた（こんな状況下のほうが、意外とスラスラ読めてしまうのだ）。私の草野球と統合失調症臨床は、不思議な縁で結ばれていると思う。

草野球は今も私の生きがいのひとつである。「冠婚葬祭の次にはずせないのが草野球の試合だ」といういつもの冗談は、結構本心なのだ。「草野球」を書いた頃（二〇〇七年）のチームの勝率は五割程度だったが、現在の通算勝率は六割三分にまであがり、昨年度は破竹の十連勝をあげた。それと逆相関するように私の出場機会はめっきり減ったが、カルテならぬスコアブックに試合経過を記録しながら、若い選手にまじって、ベンチから監督らしからぬヤジを飛ばしたりしている。

X

イトグチに関する話は以上である。いちおう十一章全部について、思いつくままに述べてみた。論文名をおのおの略称にしたわりにはあまり有効利用できなかったので、最後に説明した順に並べておくと、以下のようになる。──「ジル・ドゥ・ラ」、「カウンセリング」、「共生生活」、「語らない」、「モーニング」、「収集癖」、「射精恐怖」、「スモーキン」、「カルテ」、「超音波」、「草野球」──なんのこっちゃ。

もともと乱雑なオモチャ箱の中味を、さらにひっくり返したような話になってしまった。

やっぱり、こんな話は居酒屋の片隅でするのがちょうどよかったのかもしれない。

当然という言葉を括弧に入れて

――「精神疾患の長期経過」雑考――

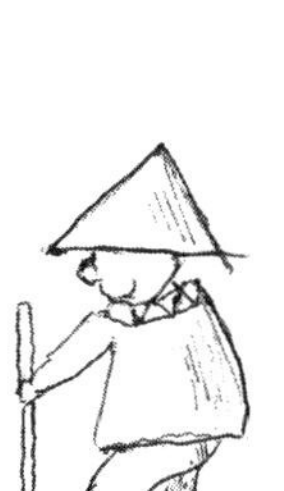

I．はじめに

「精神疾患の長期経過」というテーマをみて私がまず思ったことは、精神疾患が長期経過をたどるのはごく当然のことではないか、ということである。病棟にあっても外来にあっても、その病歴が十年二十年、いや三十年それ以上と長期にわたっている症例は少なくない。大正生まれの統合失調症患者などは、病歴が七十年にもなる。だから、始め私にはこの論題が「（長期経過である）精神疾患の長期経過」というふうに、まるでトートロジーのごとく思えたのである。当然のことについて、なにを語ればいいのだろうか。

だが日を置いて考えなおしてみると、この当然という感覚こそが、じつは私にこびりついて私の思考を停滞させているサビのようなものではないかと感じるようになった。日々の臨床は雑多な葛藤の連続である。そこから少しでも解放されようとするなら、「そんなものだ」と捨てておくことが一時しのぎになる。だが一時しのぎも積み重なると、それはもはや当然のこととして常態化し、思考回路はサビついてしまう。

実はここ数年、私は自分の臨床になにかゆらぎを感じていたのだ。ときどき患者の長期経過が途切れたように感じられ、精神疾患の輪郭がぼやけてみえる。その原因について総括する力量は今の私にはないが、少なくとも当然という言葉はいったん括弧に入れて、あたえられた論題ついて思いついたことを記述することが、多少ともサビ落としのきっかけになるのではないかと考えた。

Ⅱ．精神科業界の変遷

精神科では、調子がよくなっても治癒とはいわず、寛解と表現するのが慣わしであった。それは、大雑把にいえば精神疾患というものが短期的には治ったようにみえても、長期的にみて再燃、再発することが多いからである。だから主治医は患者の長期経過によりそいながら、一喜一憂せずじっくりと臨床にとりくむ姿勢が大切だ。——そう研修医時代に教えられて、四半世紀ほどが過ぎた。

たったその程度の期間のうちに、精神科業界はみるみる変遷をとげた。認知症を始めとする老年期疾患の医療、介護の需要が加速度的に増大してきた。診断は従来診断から統計的・操作的診断に塗り変えられた。自立支援が叫ばれ、病院では長期入院患者の退院や入院期間の短期化が推進される一方で、クリニックの数が大幅に増えた。新薬はめまぐるしく開発、喧伝され、それと呼応するかのように、パニック障害や非古典的なうつ病患者が続々と外来を訪れるようになった。

臨床現場は気ぜわしくなり、いつしか私は、表面的な問題解決や目先の症状消失に追いまわされているような焦燥を感じるようになった。「長期経過によりそいながら」というフレーズが、下手をすれば懐古趣味にさえとらえられかねないような、そんなせっかちな時代になった。

Ⅲ．呼称の変化

精神疾患の呼ばれ方もかなり変わった。ここで、この四半世紀で変化した病名のうち気になったものを私なりに整理しておきたい。経時的に記せば以下の1〜6のようになる。

1．まず、慢性アルコール中毒がアルコール依存症に変わった。この医学用語は一九七五年にWHOで初めて使われ、それ以来徐々に浸透していったようである。もっと古めかしい呼び名である慢性酒精症とあわせて、一時期は一つの疾患に三つの呼称が、まるで二世帯住宅に住む親、子、孫のように同居していたが、今ではアルコール依存症以外の病名はほぼみられなくなった。現在、アルコール（エタノール）が酒精と呼ばれることはまずないし、アル中という言葉に染みついた偏見を払拭するためには、この変更は大きな意義があったように思う。

2．一九九二年のICD－10、一九九四年のDSM－Ⅳの登場によって、診断基準はすっかりマニュアル化し、神経症という名が消えうせた。かつては症例を考える際に、この症例は精神病圏、人格障害圏、神経症圏のどこに入るのか、という見立てがかなり重要視されたのだが、その大枠の一つである神経症圏という概念が解体し、不安障害（パニック障害や広場恐怖などを含む）、強迫性障害、解離性障害、身体表現性障害などに分かれ、抑うつ神経症は気分障害（感情障害）の中におさめられた。

3．躁うつ病も、上記と同様の流れで気分障害（感情障害）の一亜型として、他の亜型（たとえばＤＳＭ－Ⅳにおける双極Ⅱ型や、ＩＣＤ－10における気分変調症など）とともに並存されるようになった。躁うつ病といえば、以前は内因性の精神病として、心因性のものや身体因性のものとは一線を画する疾病単位だった。だがそれらが横並びになったことで、気分の問題は、病因によらず気分障害（感情障害）として広く呼ばれるようになった感がある。

4．児童精神医学分野では、精神薄弱が一九九八年の法改正により知的障害に変わった。臨床では、それ以前に精神薄弱ではなく精神発達遅滞と呼ばれることが多くなっていた。現在では知的障害と精神発達遅滞の両方の名が、ＴＰＯに応じて使い分けられているように思う。また、自閉症やアスペルガー症候群はもちろんそのままでも使われるが、上記ＩＣＤ－10、ＤＳＭ－Ⅳの影響で、その上位概念である広汎性発達障害と呼ばれることも増えた。

5．さらには二〇〇二年八月、日本精神神経学会において、精神分裂病が統合失調症へと病名変更された。これには衝撃をうけた。というのも研修医時代の教えである「じっくりと臨床にとりくむ」ことの大切さを特に痛感させられ、また日々の精神科臨床で畏敬と親愛の念をこめて呼んでいた精神分裂病の名がなくなるとは夢にも思わなかったからである。入院担当の多くが精神分裂病患者であり、読んだ書物や書いた書類も、重ねた症例検討も精神分裂病についてのものが圧倒的に多かった。それだけに、私は統合失調症という新しい呼称にはなかなか馴染めないでいた。学会で議論が白熱した際に、「分裂病性の…」といいかけて「統合失調症性の…」といいなおす先生方をお見うけするたびに、親近感がじわりとわいたものである。それも今は過去のものとなった。

6．そして二〇〇五年春、行政主導で痴呆が認知症にするりと変わった。この変更に意義を唱える声は意外に少なかったように思う。だが、すでに認知科学とか認知療法、認知行動療法といった言葉は以前から存在していたので、それらの認知と認知症の認知とはどう違うのか同じなのか、と石頭の私には混乱が生じた。「認知療法っていうのは、認知症の治療法のことではないのですか?」と真剣に尋ねてくる患者家族がいたが、それももっともな話だと思った。

Ⅳ. 長期経過への影響

以上のように精神疾患の呼称の変化を概観してみると、その経緯は主として人道的、社会的要請によるもの（1、4、5、6）と、統計的・操作的診断の席巻によるもの（2、3、4）の二つに大別されることがわかる（4については、両者の要素がみられる）。

前者はいわば内発的な声の高まりに呼応した時熟的変化であり、後者は外発的な圧力に対する適応的変化のようにみえる。両者はともに精神疾患の長期経過に少なからぬ影響をおよぼしているが、その内容には違いがあると思う。

前者の場合、旧病名にまつわる偏見や差別的イメージを変えようとする気運は、新呼称を旗印として、医療福祉的環境や心理社会的環境に変革をもたらした。その結果として経過の長さ自体が短縮されたわけではないが、何割かの症例の病態は軽症化し、院内寛解が社会的寛解に変わるなどといった予後変化を示した。ただし、そうした状況にうまく乗れない一群の症例は回転ドア現象に陥り、あるいはその流れに取り残された重症群は、今もひっそりと長期入院を続けているわけである（その多くは統合失調症症例なのだが）。スポットライトを当てたことで中央は明るくなったが、辺縁の陰影はより濃くなった劇場の舞台をみるように、明るい方へと衆目は集まり、暗闇の動静は気づかれにくくなった。

一方、後者の場合はどうか。新たな診断基準に基づく疾患名の変化は、呼称をすげかえればよいという単純なものではなく、Ⅲの2、3で述べたように、その一部は従来診断における疾患のとらえ方、考え方の根底をゆるがすものであった。その結果、かつてなら神経症という一つの疾患として語られたであろう長期経過が、いくつかの疾患の経過に分断されて把握されているような症例にも遭遇するようになった。次節に一例をあげてみよう。

V．症例A子――「自分の病気とはいったい何なのか」

A子は初診時三五歳の主婦、夫と娘二人との四人家族である。夫の仕事の都合で転居となったが、慣れない土地で不安であり、入眠も困難なためX病院を初診した。持参した診療情報提供書は内科医院からのものだった。病名欄には「筋緊張性頭痛、逆流性食道炎、不眠症」と書かれてあり、精神科的な経過は記載されていなかった。A子の陳述によれば、これまでの生活史および病歴は以下のようであった。

元来、几帳面で心配性、完璧主義のタイプである。九歳の時、父親を亡くしてからは母親と二人暮らし。中学二年の一時期、手洗い強迫となったことがある。学業成績は優秀で、公立大学を四年で卒業後、金融関係の会社に就職した。だが職場の雰囲気は殺伐としており、残業も多いため、次第に倦怠感、不安焦燥感がつのるようになった。

二三歳の時、朝の通勤電車の中で急に息苦しくなり、大学付属病院に救急で受診、身体的には異常なしとのことで精神科に転科した。パニック障害の診断をうけ、約九ヵ月の通院で軽快した。二五歳で結婚し、二児をもうける。二七歳時、育児疲れからか意欲低下、抑うつ気分、不眠が強まり同病院を再び受診、気分障害の一種だといわれた。抑うつ症状はある程度改善したが、三年間にわたって通院しても頭痛や胸部の灼熱感、漠然とした不安が続くため、新規開業のクリニックに転医し、そこで今度は身体表現性障害と診断をされた。聞き慣れない病名だったので、どんな病気かと尋ねると、「心の問題が身体に表現される障害」という診断名自体とさして変わらぬ説明のあと、「でも軽い人格障害も入っているかもしれない」とつけ加えられ愕然となった。それから数回受診したが担当医とはそりがあわず、結局通院を断念した。三二歳時、頭痛と嘔気があり、近くの内科医院を受診。以後、前述の病名（診療情報提供書のもの）で、同医院から頭痛薬、制酸剤、睡眠導入剤の投薬をうけていた。

A子は、現在の不安や入眠困難の治療についてもさることながら、二二歳以降、パニック障害、気分障害の一種、身体表現性障害、軽い人格障害?などと、病名がコロコロ変わる自分の病気とはいったい何なのか、その寄る辺となるべき指標を探していた。私は彼女に、従来なら当初からずっと神経症とみなされていたであろうことを話した。

その後、A子が少しずつ自己洞察していったことは、社会人になってからの自分は、完璧主義的な性格が裏目にでて悩みを一人で抱えこんでしまい、その挙句にさまざまな症状が出現してしまっていたようだ、ということである。結婚後も、本当は夫にもっと頼りたいのだが、それが素直にできないままでいる。そしてその感覚は、父親が他界してから母親に抱き続けてきた感覚ともどこか似ている。育児に疲れた時に母親に相談できずにいたのも、遠慮というか、迷惑はかけられないという無意識のブレーキがかかっていたからかもしれないと語った。

Ⅵ．長期経過と私的物語

こうして具体的に症例を思い起こしていると、患者自身にとっての長期経過とはどのようなものだろう、と改めて考えさせられる。

精神症状は日常生活のさまざまな局面に立ち現れ、絡みつく。それは休養中であったり、家事をしている時であったり、勉強のただ中であったり、仕事に疲れた時であったりする。長らく続くこともあり、忘れた頃にやってくることもある。自分では症状とは思えない時もあり、症状に覆いつくされていると感じる時もある。絶望や落胆の時期にも、夢や希望に満ちた時期でさえ症状が見え隠れする。自分の中に症状があるのだが、症状の中に自分があるようにも感じる。

いったい、どの部分までが疾患の病状経過で、どの辺からがそうではない生活史なのか。それを線引きすることはきわめて難しい。むしろ、それらをひっくるめた自分自身の長期経過、生き様、あるいはそこに幾多のドラマが展開されているという意味をこめて、「私的物語」とでも表現するのが妥当なのかもしれない。

一方、私達臨床医は、患者の談話の中から症状とみなされるものを切り取り、時系列的に並べかえたりして、「精神疾患の長期経過」を作りあげる。そして、その医療的枠組の中から患者を診察し、精神科的関与としての会話を繰り返している。だが、その長期経過と患者の私的物語との間に大きな齟齬が生じてしまうと、治療はたちまち暗礁に乗りあげてしまう。病識をめぐって押し問答となり、「薬を飲む、飲まない」で停滞した不毛な議論が続いてしまうこともある。

Ⅶ. 症例B男――「僕は統合失調症ではありません」

そういえば、「僕は統合失調症ではありません。精神分裂です。勝手に変えられても従いません」という患者がいた。大学在学中に発症し、数ヵ所の精神科病院に入退院を繰り返した後、ここ数年はY病院に入院中の五八歳男性B男である。

主治医交替で私が担当することになり、初めての診察で聞いた第一声がこの言葉であった。〈どういうこと？〉と問うと、「僕は心身壮健です。快食快便快眠です。どこも失調していません」と答える。〈じゃあ精神分裂というのは？〉と返すと、「ですからオヘンロに入り込まれて、それで分裂したんだと教授先生がいいました。僕は絶対秩序の日常をちゃんと送っています。だから看護師の越権行為もなくしてください」と憤慨した口調でしゃべってきた。

もちろん私は病名の話などB男にしたことはない。長期経過のどこかの時点で、病名を「統合失調症」と告げられたが納得がいかず、それ以来、初対面の主治医には上記のような予防線をはるようになったらしい。薬物療法に関しても、「精神分裂の薬は飲みますけど、統合失調症用の新薬は飲みません」と、かたくなに非定型抗精神病薬は拒み続けていた。

毎回の診察は、「心身壮健です。快食快便快眠です」という紋切り型の返答に終始することが多く、病棟生活の様子などを尋ねても、「だから絶対秩序の日常です」と冷たい視線を返すのみであった。〈精神分裂病も統合失調症も、英語だとスキゾフレニアでいっしょなんやけどね〉といってみたこともあったが、「僕は精神分裂です」と簡単にはねかえされた。ただし、「オヘンロ」にまつわる過去の話なら、堰を切ったように語る時があった。

「オヘンロ」というのは、お遍路さんと関連深い。大学に行かず、閉居するようになった彼を心配した父親が、四国八十八ヶ所の霊場めぐりに連れだした際に、彼の体の中に数人の「オヘンロ」が入りこみ、外の「オヘンロ」と交信したり、彼に悪口をいったりするようになった。B男は闘病生活の中で、その「オヘンロ」とうまく折りあいをつけること、つまり妄想的他者と「分裂」することで、「絶対秩序の日常」をなんとか維持してきたのである。「看護師の越権行為」というのも、看護師が彼に洗顔や入浴、作業療法などを勧め過ぎることをさす。それによって「オヘンロ」がざわつくと、彼の「絶対秩序」が保てなくなるからである。B男にとっては、「オヘンロ」と統合しないでいることこそが、失調を防ぎ続ける方法なのである。それゆえ、彼にとっての長期経過とは、統合した状態をめざすかのような「統合失調症」の病状経過ではなく、あくまでも「精神分裂」としての私的物語とでもいうべきものなのであった。

ちなみに、私は、Ｂ男が自分の疾患について「精神分裂病」と告げるのを聞いたことがない。彼はいつも「精神分裂」とはいうが、「精神分裂病」といったためしがないのだ。それは、Ｂ男がいまだに自分自身を「病」とは認めておらず、「精神分裂」という苦渋の存在様式を生き続けているからだと思う。

「精神分裂の薬は飲みますけど、……」という言葉にある種の病感も期待されるが、この表現は、服薬とは「精神分裂」の状態を維持させておくための姑息的手段だという意味あいが強い。というのもＢ男は、断薬するとたちまち「オヘンロ」が無軌道に暴れまわり、収拾がつかなくなることを過去に幾度も経験してきたのだが、それを自分の病状悪化だとはいまだに思っていない。Ｂ男の私的物語からすれば、薬とは、自分自身にではなく「オヘンロ」にあたえる「チンコンザイ」（鎮魂剤）なのである。

Ⅷ．おわりに

当然という言葉を括弧に入れて、「精神疾患の長期経過」について自由連想のように書いてみた。総論的に書こうと思ったのだが、途中からは各論的な症例記述が中心になってしまった。やはり私には、広い視野から全体を俯瞰するよりも、足元の臨床でものを考えている方がずっと身の丈にあっている、と妙なところで納得した。

それはさておき、本稿を書き進めながら私が自問していたことは、「長期経過によりそいながら」という臨床感覚が、はたして変動著しい昨今の精神科業界にそぐうものなのかどうか、ということであった。だが、「病名がコロコロ変わる自分の病気とはいったい何なのか」と途惑うA子や、「僕は統合失調症ではありません」とかたくななB男について振りかえるにつけ、逆にこんな時代だからこそ、ますます長期経過を丹念に診ていく精神科臨床が要請されているのではないかと思うにいたった。そして、そのよりそうべき長期経過とは、精神疾患そのものに対する長期経過ではなく、患者自身の私的物語の中にあるのだということを、私なりに再認識できた。

　むろん臨床医は、患者の私的物語の全容を把握することなど到底できないし、また私的物語に盲目的に没入しすぎても治療的とはいえない。しかし、臨床とはあくまでも患者一人ひとりのためにあるのであって、同一疾患であっても物語は個々に存在し、その中に症状は混じりあい、溶けこんでいるのである。その私的物語に注意深く耳を傾けながら、できるだけ本人の腑に落ちるように症状を拾いあげ、それを治療的展開へとつなげていくような地道な臨床が、時代の趨勢にもゆるがぬ臨床の姿なのだと思う。

草とりをする

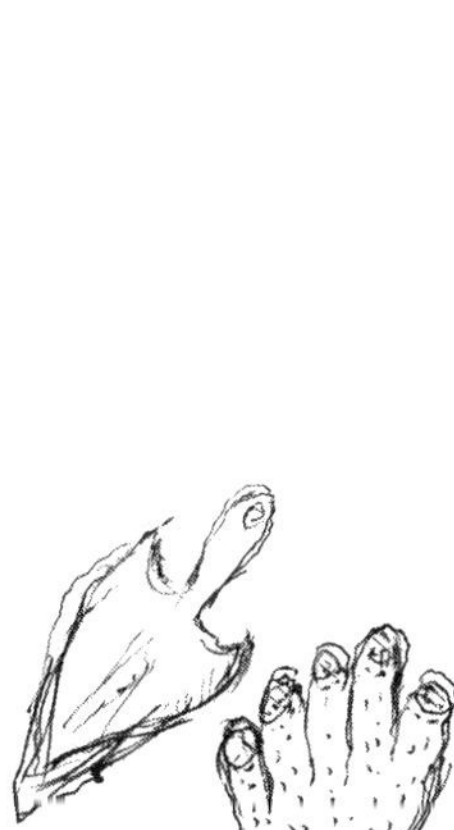

I

庭の草とりをする。

地面から草をひきぬいてはバケツにいれる。花や野菜の芽などとまちがえないように、注意をはらって雑草だけをぬく。土のやわらかいところはそのまま指で、かたいところは移植ごてをつかって根こそぎとる。そんなことをくりかえす。

くりかえしているうちに、やりはじめたときの注意ぶかさや慎重さはあまり意識されなくなる。しだいに草とりをしているという意識もうすらいできて、別のことを考えていたり、なにかを思いだしていたりする。それは日常のささいな悩みであったり、仕事上のちょっとした検討課題であったり、家族のことであったりする。

ふいに土の中から蟻の集団がわきでてきたり、みみずがくねりながら出現したりする。そのちいさな異変に注意を喚起されて、ああ自分はいま草とりをしていたんだとわれにかえる。われにかえる直前、たぶん私はなにも考えておらず思いだしてもおらず、ただ手だけが淡々と動いて草をとっていたのだ。その状態はわれを忘れていたというう意味では文字どおり忘我にはちがいないが、熱中というには熱を欠き、無心というほどの透明感もない。没頭にちかいのかもしれないがのめりこんだ感覚もない。しかし、ほんのすこし気分が軽くなった気がする。

いつのまにか頭上にあった太陽は西のほうへと移動しており、庭は日陰になっている。

草をむしった箇所はほかのところより土が露出して黒々としており、木々の足もともすっきりとしている。やはりちょっとでも人の手のはいった庭はそうでない庭より庭らしくなっていいものだなあ、と自己満足しながら本日のノルマを終える。

Ⅱ

手のよごれを水道で洗いおとしたあと、縁台にすわって庭をながめる。すわり心地はほめられたものではないが、日曜大工でつくった自家製の縁台だ。

塀の高さの倍はある松の木を見上げる。りっぱな松になったものだ。しかし、子供のころ松の背後にみえた田園風景や青空は、隣接する建造物の白い壁にかわった。歌舞伎の大見得のように堂々としていた松の枝が、いまでは住宅群に見下ろされてちぢこまっているようにみえる。

じつをいえば、もともと私は庭仕事がさほど好きではなかった。だが父にかわってやらざるをえなくなってからは庭の管理が私の役目のようになり、しだいに庭の手いれが余暇のすごしかたのひとつになった。しかし周囲を密集した住宅にかこまれ、場ちがいのような空間になってしまったこの古い庭をみていると、ここでずっと草をとりつづけることが、時代にとり残されたような間のぬけた行為に思えてしまうこともある。そしてその思いは、「庭というものが人の手によって庭らしくなるということは、あたりまえのことなのだろうか？」という、生真面目な庭師がスランプにおちいったときでさえまず考えないであろうような、庭仕事の自明性にかかわる問いへとつながっていく。

そりゃあたりまえだろう。そもそも庭とは人によって庭としてつくりだされたものなのだから。庭には庭の秩序や調和というものがあって、それをくずさずたもっていくためには庭の手いれが不可欠なのである。その手がなくなれば庭にはたちまち雑草がおいしげり、荒れはてた無秩序な空間となる。そしてそんな庭などながめる者――それは庭に手をいれる者自身の視線だけでもいいのだが――もいなくなれば、庭である存在理由さえうしなってしまうかもしれない。庭が庭としてありつづけるということは、すなわちそこに人の手や人の目がたえずはいりこんでいるということであり、もしその場所に人工的なにおいもなくなれば、そこに放置された植物群はただの自然にすぎない。

ただの自然。そうつぶやいてはみたが、ただの自然とはいったいなんなのかとまた悩んでしまう。人工的なにおいのしないただの自然なんて私はこれまでにみたことがあったろうか。車をとばして山あいの自然を満喫するといっても、そこにはすでに高速道路が山の景観を切りさいているわけだし、最後の楽園とよばれる南国の海辺にあっても、すぐそばにはホテルがそびえたち水平線には船がうかんでいる。「うさぎ追いしかの山、小ぶな釣りしかの川」をほうふつとさせる故郷の自然にあっても、そこに住まう人々の手があちこちにはいりこんでいるに相違ない。だからこそそこの子ども達は、それなりの安全が確保された状態でうさぎを追ったり小ぶなを釣ったりできるわけだ。

人工的なにおいのしない自然、手つかずの自然。純粋な自然。それをつきつめれば北極やアフリカ大陸の前人未到の秘境の大自然なんかがそうなのかもしれない。そこに足をふみいれた自分を想像してみる。おお、なんという絶景、なんという迫力、これぞ本物の自然だ。しかしそうして人類史上初の第一歩がきざまれたその瞬間に、その大自然は私にふみにじられ、私の目にさらされてしまった自然となる。もはやその自然は純粋な自然ではなく、私によってけがされた不純な自然となってしまうのである。

そう考える一方で、自然を純粋とか不純とか、そういう概念でとらえるのはちょっとちがうんじゃないかとも思う。自然とは人間もふくめた万物の総体をさすのであって、人間にとっては、ときに地震や津波や噴火や豪雪や日照りや河川の氾濫といった脅威となるものであり、また海や山や大地から豊饒な収穫物をうみだしつづける恵みの源でもある。だからこそ人間はそこに神をみて祈りをささげてきたわけであり、祭祀もとりおこなってきたわけだ。そこには純粋も不純もなく、また人間のしでかしてきた功罪などあらゆる所業をのみこんでしまうような、おおいなる自然がある。

Ⅲ

こうして自然というものについて私なりに考えをめぐらせていると、その意味あいは人間との関係をどう位置づけるかによって変わってくることがわかる。つまり、自然をあくまでも人工的なものとの対立概念としてとらえるのか、それとも人間の営為そのものも自然の一部として包括的にとらえるのか、ということである。

前者の自然は、そこから人工的なものを排除していったとしても永遠にたどりつけないないものねだりの自然にみえるし、後者の自然は、地球温暖化や大気汚染や、場合によっては都会のコンクリート・ジャングルなんかもふくめてなんでもありの自然となる可能性がある。人々はこうした自然についての両者の概念を、その時々や場所、状況によって都合よくつかいわけたり、折衷的にとらえたりしている。

では、さきほど私が自問したただの自然、すなわち人の手がはいらず人の目にもふれられなくなり、人工的なにおいもしなくなった（かつての）庭の植物群とは、どういう意味の自然といえるだろうか。この放置された植物群は、もともと庭の一部として植えられたものだから人工的な自然といえるが、私は人工的だという理由でその自然をただの自然と称したわけではないのだ。人工的というなら、逆に手いれのゆきとどいた日本庭園なんかを鑑賞したときには、「りっぱなしだれ柳だ」「うつくしい苔だなあ」と感嘆しさえする。その自然は、意図的に配置された池や滝や築山や奇岩と絶妙に調和し、たとえば蓬莱神仙への憧憬が感じられるような世界観が表現されている。私はその人工的な自然にこそ、付加価値をつけているのである。

ところが、人の手がはいらず無秩序に荒れはててしまった庭には調和がなく、そこにはもはや庭の世界観は感じられなくなる。のび放題になった植物群は、当初の付加価値をうしなってしまい、それどころか家の敷地内にあって目ざわりな雑草が繁殖したかのようにうっとうしがられる。

もはや庭とはなれず、野山の一部ともなれずに宙ぶらりんになった植物群。人工的に価値がくわえられながら、その価値がなくなると人工的にしくまれたぶん余計に価値がさがってしまったかの自然。まるでブームが過ぎ去ったあとに廃墟となってしまった植物園の中のような。そんな植物群を私はただの自然と呼んでいたわけである。

植物にとってみれば、ただの自然もなにもないのだから自分勝手というか人間本位な話である。しかしもともと自然という言葉を生みだしたのは人間なのだし、その自然の絶景を目の前で縮図的に再現しようとしたものが庭だとすれば、庭がより庭らしくあるために、不要なものはとりのぞき必要なものを整えて完成度をたかめることは、きわめて人間らしいふるまいじゃないか。そうひらきなおって庭をながめなおしていると、私の頭のなかにはあやしい光がさしてきて、今度の冬に剪定する予定の松や竹や梅の枝のイメージがむくむくとふくらんでくるのである。

Ⅳ

さて、草とりとは見た目のとおり地味で単純な作業である。毎回が同じような動作や行為のくりかえしであり、また冬をのぞけば草はつぎつぎにはえてくるので、その作業に際限はない。

草とりなんて退屈で面倒くさいだけじゃないか。そういう声もきこえてきそうだ。かくいう私も、庭仕事をはじめたころはそう思っていた。しかしいつからだろう、私は庭の草とり作業自体がけっこういい気分転換になることを実感するようになった。たとえこの庭が近隣の住宅群からすれば場ちがいにみえる空間であっても、庭にしゃがんで土にむかい草をむしりはじめれば、私の感覚は草とりモードにはいりこむのである。

たかが庭の草とりなのに、どうしてそれが気分転換になるようになったのだろう。草とりのどこに効能があるのか。そんなことはこれまで深く考えたこともなかったし、考えたところで草とりについての画期的な新発見をするわけでもなかろう。昔から草とりは草とりなのであって、それ以上でもそれ以下でもない。しかしまあ草とりも年季がはいればそれなりに経験知がえられるということで、この際だから「私にとっての草とりの効能」について思いつくままに書きつらねてみようかと思う。

まず、草とりには①達成感がある。すこしずつ雑草をとりのぞき、木々や花の足元をきれいにしていくことで、庭にも本来の奥ゆきがでてみちがえるようになる。とり終えた雑草の山にも本日の仕事量を実感しながら、「ああ今日もここまでやり終えた」という達成感をあじわう。それはどんな仕事でもありうることだし、草とりの達成感なんてほんのちっぽけなものだろう。しかしプレッシャーもなく気軽にあじわえるのがいい。

つぎに②秩序をたもつ心地よさというものもある。雑草をのばなしにしておくと、岩や築山や小池や石灯篭と調和をたもっている植物群とそうでない雑草が混在し、庭としての秩序がしだいにみだれてくる。Ⅱでもふれたが、おおげさにいえば庭としての世界観がくずれてしまう。その世界観をそこなわぬよう、それにふさわしい秩序をたもつべく草とりをすることにある種の心地よさを感じるのである。秩序をたもつという意味では家の中のかたづけや掃除にも相通ずるものがあろうが、残念ながら私はそこにはあまり関心がわかない。庭の秩序が気になるのは、たぶんそれが私の趣味的領域のうちにあるからだ。

さらには、③自然にふれること自体にいやしがあるということもはずせない。これは作業療法における農耕や園芸などの意義としてもよく聞かれるフレーズだ。太陽の日を浴びながら土をいじり草をぬき、水をかけて野菜や果物をそだて、つぼみをひらかせる。収穫をよろこび、花をめでる。そういった自然にふれることがこころのいやしとなり、病的体験をやわらげ、統合失調症の無為自閉を改善させる。また強迫観念をかかえながらもそうした労務作業にとりくむことが、あるがままの自分を受けいれる訓練となる。…まあ草とり作業だけでみれば自然にふれるといってもたかがしれているかもしれないが、家のなかでごろごろしているよりは、ずっとアウトドアな気分になる。

そして④意外と運動になるということを忘れてはいけない。草とりは地味で動きのすくない作業にみえるが、蹲踞《そんきょ》の姿勢をたもちながら草をむしってバケツにいれるという動作のくりかえしは足腰の鍛錬になるばかりでなく、腹筋や背筋群、上肢や肩の筋肉も鍛えられる。夏に麦わら帽子をかぶり、長袖のシャツとジャージ、首には手ぬぐいという（虫さされ防止&日焼け対策の）いでたちで草とりをしていると、汗がじわじわとふきだしてくる。二時間も作業をつづけると、いつになく空腹を感じる。意外とカロリー消費になるんだということを実感する。ただし熱中症と腰痛には注意が必要である。

ところで、①～③はいわば草とりの心理的効能であり、④は肉体的な効能という感じなのだが、もうちょっと、草とりというくりかえし作業そのもののなかに快感の生じるメカニズムが隠されているのではないかというのが次の⑤〜⑥である。

⑤くりかえし作業自体における快感。

くりかえす作業といえば、毎日の家事一般、つまり掃除や皿洗いや洗濯物たたみがそうだ。工場での部品の組み立て作業もしかり、会社での事務仕事の一部もそうである。自転車や車の運転なんかもそうだろう。それに慣れてしまえば、いちいち考えなくても体が勝手に動いてくれるような作業。そこには手続き記憶が働いている。（ちなみに、長期記憶には、陳述的記憶と非陳述的記憶があって、手続き記憶は非陳述的記憶である。）

車の運転の技能とは比較にならないが、草とり作業にも体でおぼえた要領やコツはあり、それなりの手続き記憶はあるにちがいない。その手続き記憶に身をゆだねながらぼちぼちと草とりをくりかえし、気分が軽くなった私。でもどうして私は気分が軽くなったか。

まず思いつくのが、単調な労作をくりかえすうちに脳内の快感システムが働いたのではないか、ということである。ジョギングのランナーズ・ハイとまではいかないものの、草とりをやっている最中にも微弱ながら快感物質が放出されて気分が軽くなったのではないか。快には快感物質という単純明快な発想である。だが快というものも不思議なもので、きびしい気候のなかでも休まずジョギングにはげんでいるランナーの顔はけっして快感によいしれた表情にはみえないし、草とりをしている私の姿もけっしてはつらつとしているわけではなかろう。

つまりそこには不快というかつらさというか、もっといえば苦痛が生じているようにもみえるのだが、そうしたストレスが緩和され、快へとすりかえられることで労作への耐久性、持続性がたかまるようにプログラミングされているのではないか。

だとすれば、庭の草とりはよほどのことでない限り強い苦痛とはならないだろうから快感物質の放出もわずかであり、えられる報酬も「ほんのすこし」ということになる。そうでなければ、「ジョギングがやめられないんです」というランナーよろしく、「草とりがやめられないんです」という草とり依存症の人があちこちに出没することになってしまう。

⑥瞑想のような状態にはいりこめる。

もうひとつ思うのは、頭をからっぽの状態にして一定時間すごすということの効能である。私はなにかの宗教に傾倒しているわけではないが、頭がからっぽという現象について連想されるのは、仏教における瞑想である。とある禅寺の僧侶の話によれば、瞑想にはある対象、たとえば念仏の音節をくりかえすとか腹式呼吸をつづけることに集中する方法と、対象は定めずこころに去来するものをただ静観していくような方法があるようだが、いずれにせよ瞑想をしている行為主体としての私の意識はいつのまにかたち消え、こころはすみわたり気分がすっきりするのだという。

草とりでこころがすみわたるという境地に達するにはなかなかの修行がいると思うが、たしかに草とりのくりかえし作業に集中していると、手続き記憶に身をゆだねる一方で、しだいにこころにはなにかが思い浮かんでは通りすぎ、そのうち頭の中がからっぽの状態になって、まるで瞑想のような状態にはいりこむのかもしれない。その結果、私の気分は「ほんのすこし軽くなった」というわけである。

「私にとっての草とりの効能」について思いついたことは以上の①～⑥なのだが、草とりに関連してぜひつけくわえておきたいメリットを二つ記しておく。

⑦近隣の人から声をかけられる。

たまの休暇に道路側で庭仕事をちびちびとしていると、とおりがかった近隣の人から「ご精がでますな」、「きれいになりますね」などと声をかけられることがある。けっして社交上手ではない私だが、あいさつのいい機会になる。

⑧お金がかからない。

草とり自体はほとんどお金がかからない。庭の土の肥料代や水道代はすこしかかるにせよ、移植ごてやバケツは長持ちするし、草はかってにはえてくる。ほかの遊興費とくらべてはるかに経済的である。（もっともこれは、田舎暮らしの私が実家の庭を自由にいじれる環境にあるからであって、草とりの場所をまず手にいれることからはじめるとなれば話は別なのだが。）

草とりのことばかりの変な原稿になってしまったが、草とりのように体でおぼえこんだ作業を長年くりかえしていることといえば、私がなりわいにしている精神科診察の仕事なんかもそうかもしれない。

精神科業界も時代とともにめまぐるしく変遷しつづけている。だが、こと診察にかぎっていえば、病棟の詰所でも外来の診察室でも、施設のなかでも往診先の部屋にあっても、基本的には私と患者さんのあいだの談話を中心とした面接にかわりはない。私はそのやりとりを三十年弱いつもくりかえしてきたわけである。会話そのものを記載しながらすすめていくその診察スタイルも、研修医時代からほぼ変わっていない。

つたないながらも臨床をかさねていると、あるていどの恰好がついてきて、さまざまな場面における対処のしかたが身についてくる。たずねる問いやかえす言葉も、うなずくしぐさや耳の傾けかたも、ボケやツッコミも、そこにわきあがる喜怒哀楽や苦悩や不安も、受容や支持や注意や賞賛さえも、そのどれもがおおよそ想定内のやりとりのくりかえしであって、あとはその変法にすぎないと感じるようになる。「ああこの展開はいつぞやの症例でもあったな」とか、「この場合の対応はこんな感じがいい」といった具合に。

それは頭を働かせて合理的につみあげた技能というよりも、体でおぼえこんだ芸のようなものに近い。人はそれをマニュアル化されえない個人技にすぎないという皮肉をこめて「職人芸」とよぶかもしれない。誰もが再現できるようなデータをしめせないものは、コンセンサスをえられないまがいものだ、と。

だが、おちついた安定感のある臨床現場には、かならずそのような技芸をもった人達――それは医師にかぎらず、看護師やパラメディカル・スタッフ、事務員など――がさりげなく存在して、絶妙な治療空間をつくりだしているものなのである。

Ⅵ

ところで、日々の精神科診察の仕事が「職人芸」のくりかえし作業だとして、そこには草とりのような効能はあるのだろうか。（診察に効能とくれば、病気に対する効能の話が期待されそうだが、いま考えている効能は、あくまでも診察仕事がもたらしてくれる私にとっての効能である。）では、ここでもう一度「私にとっての草とりの効能」について列記してみれば以下のようになる。

①達成感がある
②秩序をたもつ心地よさがある
③自然にふれること自体にいやしがある
④意外と運動になる
⑤くりかえし作業自体における快感
⑥瞑想のような状態にはいりこめる

⑦近隣の人から声をかけられる

⑧お金がかからない

この効能リストをながめながら、「私にとっての診察仕事の効能」について考えてみる。

そこには、①′たとえば「きょうも一日なんとか診察をやり終えた」、「あの症例はうまくいった」といったそれなりの達成感があり、②′混乱していたさまざまな事例が精神医療体系のもとで治療的に検討され、整えられ、秩序がたもたれていくことに心地よさがあり、③′自然のかわりに人のこころにふれあえること自体にいやしがある。実際、私は患者さんに接することがはげみとなり、明日への希望や勇気をあたえられることが多い。

また、④′診察仕事はさすがに運動になるとはいえないが、臨床現場に向かうおかげで家にひきこもることはなく元気に外に出かけられているし、⑤′ときとして診察仕事のくりかえし自体が快感となっているようでもあり、⑥′そのなかで瞑想かなにかわからないが、ときを忘れて臨床三昧にふけっている自分に気づくことがある。

そして、⑦′社交下手のこの私が、診察室では「おはよう」や「こんにちは」と日に何十回もあいさつをするという社会人修行の場をこれでもかとあたえられているわけであり、⑧′もちろん精神科診察そのものは（すくなくとも私の場合）特別な医療機器などはいらず、カルテとボールペンさえあればじゅうぶんなので、お金はかからない。

どうだろう。少々強引だったかもしれないが、草とりの効能も診察仕事の効能とけっこう似通っているではないか。だからなんだという話なのだが、どちらの作業も私にとっては長いつきあいのものだし、これからもしばらくはそうであってほしいと願う効能なのである。

統合失調症 回復への糸口

菊池慎一

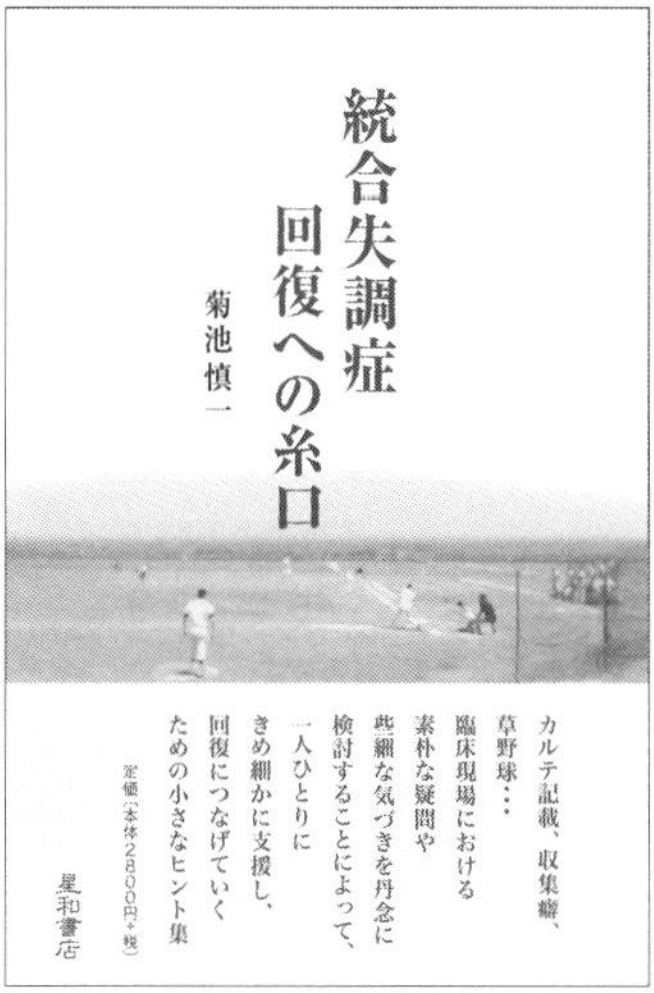
統合失調症 回復への糸口
菊池慎一
カルテ記載、収集癖、
草野球・・・
臨床現場における
素朴な疑問や
些細な気づきを丹念に
検討することによって、
一人ひとりに
きめ細かに支援し、
回復につなげていく
ための小さなヒント集
定価（本体2800円＋税）
星和書店

菊池慎一 著

四六判　288p　定価：本体2,800円＋税

著者略歴

菊池　慎一（きくち　しんいち）

1960年兵庫県生まれ。鳥取大学医学部卒業後，国立精神神経センター武蔵病院，国立療養所鳥取病院を経て宝塚三田病院勤務。現在非常勤として向陽病院，たぞえ診療所でも診療を続けるなど臨床三昧の日々を送る。専攻は臨床精神医学，精神病理学，精神薬理学，産業医学。著書に『センチメンタル緑豚』（文芸社，2009），『統合失調症回復への糸口』（星和書店，2010）がある。

精神科草臨床に思う――秋宵十話

2018年1月22日　初版第1刷発行

著　者　菊池慎一

発行者　石澤雄司

発行所　株式会社 星和書店

〒168-0074　東京都杉並区上高井戸1-2-5

電話　03（3329）0031（営業部）／03（3329）0033（編集部）

FAX　03（5374）7186（営業部）／03（5374）7185（編集部）

http://www.seiwa-pb.co.jp

印刷・製本　中央精版印刷株式会社

初出一覧

＊ちまたの蔵書癖．福岡行動医学雑誌、一八巻、一二七－一三二頁、二〇一一年
＊学会に向かうタクシーで．福岡行動医学雑誌、一九巻、一二三－一二七頁、二〇一二年
＊無言の会話――患者さんとの独特な間合い．統合失調症のひろば、二〇一三年・春、四七－五一、二〇一三年
＊「ヌマタ」と私．福岡行動医学雑誌、一六巻、三〇－三二頁、二〇〇九年
＊哲学科ヌマタと過ごした夏．センチメンタル緑豚、文芸社、四三－五七、二〇〇九年
＊三位一体の攻撃．福岡行動医学雑誌、二〇巻、二九－三二頁、二〇一三年
＊金曜日の昼下がり、スーパー銭湯．福岡行動医学雑誌、二一巻、一〇三－一〇七年、二〇一四年
＊たんこぶができた話．福岡行動医学雑誌、二三巻、一一三－一一七頁、二〇一六年
＊イトグチの話を居酒屋で．福岡行動医学雑誌、一七巻、一二一－一二五頁、二〇一〇年
＊当然という言葉を括弧に入れて――「精神疾患の長期経過」雑考――．治療の聲、一二巻、四七－五一頁、二〇一一年
＊草とりをする．福岡行動医学雑誌、二二巻、一四一－一四六頁、二〇一五年

おわりに

表題中にある「草臨床」という言葉は、草野球や草とりといった「草」になじみの深い私が、自分の不器用な精神科臨床をふり返っていて思いついた言葉です。良くも悪くも私の仕事ぶりがより率直に表現された言葉だ、と案外気に入っている次第です。ところで、今回の原稿の多くは福岡行動医学雑誌に掲載させていただいていたものでした。投稿のたびにいつも暖かいメールを下さった松尾正先生に、この場を借りて深く御礼申し上げます。

また、本書の編集にあたっては、『統合失調症回復への糸口』（二〇一〇）に続き、星和書店の岡部浩さんに大変お世話になりました。どうもありがとうございました。

菊池　慎一

大樹の健康状態を知ろうとするとき、大きな幹ではなく、端っこの枝ぶりや葉の色合いの微妙な変化に着目するように、臨床現場でも、一見枝葉にみえるような些細なことへの気づきが、その後の治療展開に大きくつながることも稀ではない。枝葉末節の状態は、実は地下に隠れて大樹を支え続ける根の様子を伝えるものである。カルテ記載、収集癖、草野球･･･、素朴な疑問や気づきを丹念に検討することによって、一人ひとりにきめ細かに支援し、回復につなげていくための小さなヒント集。

目次

発行：星和書店　http://www.seiwa-pb.co.jp

統合失調症治療
イラストレイテッド

シリーズ治療・イラストレイテッド　1

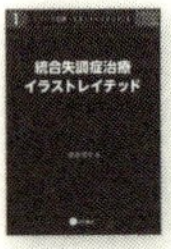

渡邉博幸 著

A５判　132p　定価：本体 2,000円＋税

統合失調症の治療に関わる医師や多職種のスタッフに向けて、疾患の情報をわかりやすく伝える１冊。千葉大学精神医学教室で使用している情報提供ツールや最新の知見を余さず紹介。

統合失調症が
秘密の扉をあけるまで

新しい治療法の発見は、一臨床家の研究から生まれた

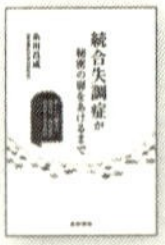

糸川昌成（東京都医学総合研究所）著

四六判　132p　定価：本体 1,400円＋税

カルボニルストレスの発見から著者は、統合失調症の新しい治療法にたどり着く。ピリドキサミンによる医師主導治験を開始し、驚くべき結果が。臨床と研究の二つの世界から統合失調症の解明に挑む

発行：星和書店　http://www.seiwa-pb.co.jp